T0259879

Best of Pflege

Weitere Informationen zu dieser Reihe finden Sie unter
http://www.springer.com/series/13848

Mit „Best of Pflege" zeichnet Springer die besten Masterarbeiten und Dissertationen aus dem Bereich Pflege aus. Inhalte aus den etablierten Bereichen der Pflegewissenschaft , Pflegepädagogik, Pflegemanagement oder aus neuen Studienfeldern wie Health Care oder Ambient Assisted Living finden hier eine geeignete Plattform. Die mit Bestnote ausgezeichneten Arbeiten wurden durch Gutachter empfohlen und behandeln aktuelle Th emen rund um den Bereich Pflege.
Die Reihe wendet sich an Praktiker und Wissenschaftler gleichermaßen und soll insbesondere auch Nachwuchswissenschaftlern Orientierung geben.

Florian Schimböck

Screening- und Assessmentinstrumente zur Erkennung von Delirien

Eine systematische Literaturübersicht

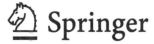 Springer

Florian Schimböck
Cottbus, Deutschland

Masterarbeit, Medizinische Universität Graz, Österreich, 2015

Best of Pflege
ISBN 978-3-658-13055-8   ISBN 978-3-658-13056-5   (eBook)
DOI 10.1007/978-3-658-13056-5

Die Deutsche Nationalbibliothek verzeichnet diese Publikation in der Deutschen National-
bibliografie; detaillierte bibliografische Daten sind im Internet über http://dnb.d-nb.de abrufbar.

Springer ist Teil von Springer Nature
Die eingetragene Gesellschaft ist Springer Fachmedien Wiesbaden GmbH

Geleitwort

Die Pflege als eigenständige Profession und Wissenschaft leistet neben anderen Berufsgruppen im Gesundheitsbereich einen bedeutenden und unverzichtbaren Beitrag. Dazu bedarf es Pflegende mit umfassenden theoretischen und praktischen Grundwissen, so dass sie den derzeitigen und zukünftigen Herausforderungen im Gesundheitswesen angemessen gewachsen sind. Kennzeichen solch professioneller und qualitativ hochwertiger Pflege sind der Erwerb forschungsbasierten Wissens sowie dessen Implementierung und Anwendung in der Praxis.

Gerade in einer noch immer jungen Disziplin wie der Pflegewissenschaft ist es besonders notwendig, Forschungskenntnisse für die Praxis zusammenzufassen, wie beispielsweise durch die Ausarbeitung systematische Reviews. Dadurch kann der aktuelle Wissensstand zu einem Problem/Thema in übersichtlicher Form der Praxis zur Verfügung gestellt werden. Darüber hinaus ist es von großer Bedeutung, dass auch den gesellschaftlichen Entwicklungen und Bedürfnissen von PatientInnen Rechnung getragen wird und diese Aspekte frühzeitig in Aus-, Fort- und Weiterbildung berücksichtigt und entsprechende Inhalte adäquat konzipiert und vermittelt werden.

Eine entsprechende tertiäre Ausbildung und Qualifikation im Bachelor- und vor allem im Masterstudium der Pflegewissenschaft bietet hierfür die Grundlage.

Univ.-Prof. Dr. Christa Lohrmann

Institutsprofil

Das Institut für Pflegewissenschaft ist eines von 16 Instituten an der Medizinischen Universität Graz, Österreich und wurde 2006 gegründet. Angeboten werden entsprechend der Bologna Struktur Studiengänge für Pflegewissenschaft auf Bachelor-, Master- und Doktoratsebene:

Das Bachelorstudium Pflegewissenschaft in Kooperation mit dem Land Steiermark ist ein grundständiges, berufsqualifizierendes Vollzeitstudium (8 Semester) im Umfang von 140 ECTS mit dem Abschluss des Bachelor of Nursing Science.

Das modular strukturierte Masterstudium Pflegewissenschaft umfasst 120 ECTS und ermöglicht den Studierenden eine intensive Auseinandersetzung mit der (Pflege-)Wissenschaft. Es werden wissenschaftliche Kenntnisse und Methoden sowie die Möglichkeiten/Vorgehensweisen für die Umsetzung neuer wissenschaftlicher Erkenntnisse in die Praxis vermittelt. Daher liegen die Schwerpunkte über alle 4 Semester hinweg auf Forschungsmethoden/-techniken, Evidenz basierte Praxis sowie der Verbreitung und Umsetzung von Forschungsergebnissen. Das Studium führt zum Abschluss des Master of Nursing Science.

Das internationale Doktoratsprogramm „Nursing Science" wird gemeinsam mit der Universität Maastricht (NL) und in Kooperation mit der Berner Fachhochschule (CH) angeboten und dauert regulär 8 Semester. Die DoktorandInnen führen mehrere eigenständige Forschungsprojekte (i.d.R. klinische Pflegeforschung) durch. Die englischsprachige Dissertation muss 4 Artikel in internationalen peer reviewed Journalen mit dem/der Studierenden als ErstautorIn enthalten, in denen die Forschungsergebnisse veröffentlicht wurden. Die AbsolventInnen des Programms an der Medizinischen Universität Graz erhalten nach positiver Ablegung des Abschlussrigorosums den Titel Doktor/in der Pflegewissenschaft (Dr. rer. cur.) verliehen.

Das Forschungsprofil des Instituts für Pflegewissenschaft in Graz umfasst relevante Themen wie beispielsweise Pflegequalität, Mangelernährung, Inkontinenz, Umsetzung von Forschungsergebnissen, Pflegeabhängigkeit, Sturz, PatientInnenedukation uvm. Ergebnisse dazu werden umfangreich erfolgreich national und international publiziert und präsentiert.

Das Institut ist in Forschung und Lehre vielfältig national und international eng vernetzt. Es ist wissenschaftlicher Kooperationspartner für den gesamten Gesundheits- und Krankenpflege-Bereich in Österreich.

In allen Bereichen arbeitet das Institut nach dem Grundsatz:
„learning, teaching, research – joint effort for best care".

Institut für Pflegewissenschaft
Medizinische Universität Graz
Österreich

http://pflegewissenschaft.medunigraz.at

Vorwort

Liebe Leser und Leserinnen,

vor Ihnen liegt eine Arbeit, welche ursprünglich als Masterarbeit Verwendung fand und dazu konzipiert war, mir zu einem Abschluss im Studium der Pflegewissenschaft zu verhelfen. Doch nun ist mehr daraus entstanden. Es gibt kaum etwas Größeres für einen jungen angehenden Pflegewissenschafter, als einerseits die Honorierung der eigenen Forschungsarbeit durch erfahrene Fachkollegen und Fachkolleginnen. Und andererseits die Publikation der eigenen Forschungsergebnisse. Vor Ihnen liegt nun eine Arbeit, auf welche beides zutrifft.

Wichtig ist mir in diesem Buch, auf die Bedeutung des Delirs im Kontext der Pflege hinzuweisen. Es stellt ein relevantes Pflegeproblem dar, welches häufig nicht als solches erkannt und welchem in vielerlei Hinsicht zu wenig Beachtung geschenkt wird. Die Anwendung und der Einsatz von Screening- und Assessmentinstrumenten in der täglichen Pflegepraxis soll eben dies verhindern. Vielleicht kann das Buch einen bescheidenen Beitrag in der Bewusstwerdung leisten.

Mein Dank gilt allen, die mir im Verlauf des Forschungsprozesses wichtige Anregungen und Feedback zu meiner Arbeit gegeben haben. Im Speziellen danke ich (in alphabethischer Reihenfolge): Doris Eglseer, Peter Pferschy und Sandra Schüssler.

Besonderer Dank gilt Frau Univ.-Prof. Dr. Christa Lohrmann, welche mich mit ihrem Team das letzte Jahrzehnt als Student erlebt, gefordert, gefördert und unterstützt hat.

Für ihre unentwegte Unterstützung und Geduld gilt mein ganz spezieller Dank meinen Eltern, sowie meiner Lebenspartnerin Sarah.

Ihr/euer
Florian Schimböck

Inhaltsverzeichnis

Abkürzungsverzeichnis

%	Prozent
&	und
CAC-A	Clinical Assessment of Confusion A
CAM	Confusion Assessment Method
CAM-ICU	Confusion Assessment Method Intensive Care Unit
DOS	Delirium Observation Scale
DSM-III-R	Diagnostisches und Statistisches Manual Psychiatrischer Störungen
DSM-IV-TR	Diagnostisches und Statistisches Manual Psychiatrischer Störungen
EBP	Evidence Based Practice, evidenzbasierte Praxis
et al.	lateinisch: et alii, deutsch: und andere
HOPS	Hirnorganisches Psychosyndrom
ICD-10	International Classification of Diseases
ICDSC	Intensive Care Delirium Screening Checklist
ICU	Intensive Care Unit
MeSH	Medical Subject Heading
MDAS	Memorial Delirium Assessment Scale
MMSE	Mini-Mental State Examination
NEECHAM	Neelon and Champagne
NU-DESC	Nursing Delirium Screening Scale
NICE	National Institute for Health and Clinical Excellence
p. (pp.)	englisch: page/s, deutsch: Seite/n
RCT	Randomised Controlled Trial, randomisiert kontrollierte Studie
USA	United States of America, Vereinigte Staaten von Amerika

Abbildungsverzeichnis

Tabellenverzeichnis

Zusammenfassung

Hintergrund: Weltweit variieren die Delir-Prävalenzdaten in Abhängigkeit der Population, des Settings, der diagnostischen Verfahren und der zum Einsatz kommenden Screening- und Assessmentinstrumente zwischen 1% und 87%. Zudem wird das Delir in der pflegerischen Praxis oftmals unterschätzt oder nicht als solches erkannt, sondern mit einem demenziellen oder depressiven Syndrom verwechselt. Dies führt dazu, dass eine Delirdiagnose häufig verpasst wird, keine passenden Maßnahmen getroffen werden und es zu schwerwiegenden Folgen wie erhöhter Mortalität, höherer Pflegebedürftigkeit, verlängerten Krankenhausaufenthalten usw. für die Betroffenen kommen kann. **Ziel:** Ziel dieser Arbeit war es Screening- und Assessmentinstrumente zur systematischen Erfassung und Erkennung von Delirien durch Pflegepersonen zu identifizieren und hinsichtlich ihrer psychometrischen Eigenschaften zu vergleichen. **Methode:** Dafür wurde eine systematische Literaturrecherche in Datenbanken und Suchmaschinen im Zeitraum von Juli bis Oktober 2014 durchgeführt. Insgesamt wurden 1791 Treffern angefunden, welche durch Screening und Bewertung auf 36 relevante Volltexte reduziert werden konnten. **Ergebnisse:** Insgesamt konnten 7 Instrumente (Screening: 4; Assessment: 3) identifiziert und beschrieben werden. Aufgrund der psychometrischen Eigenschaften sind als Screeninginstrumente für den Akutbereich die Nu-DESC und die DOS zu empfehlen. Für den Intensivpflegebereich hat sich gezeigt, dass die ICDSC als Screeninginstrument nicht über die notwendigen Gütekriterien verfügt und somit nicht empfohlen werden kann. Als Assessmentinstrumente kann für die Akutpflege die CAM und für den Intensivpflegebereich die adaptierte CAM-ICU empfohlen werden. Aufgrund der fehlenden Studien im Langzeitpflegebereich kann hier weder ein Screening- noch ein Assessmentinstrument für die pflegerische Praxis empfohlen werden. **Diskussion:** Es konnte gezeigt werden, dass es bereits eine Vielzahl von geeigneten Screening- und Assessmentinstrumenten gibt, welche durch Pflegepersonen in der täglichen Praxis angewandt werden können. Die Erstellung neuer Instrumente ist daher nicht zwingend notwendig und sollte nicht empfohlen werden, sondern vielmehr die weitere Testung und Validierung der bereits vorhandenen Instrumente.

Abstract

Background: Data on the prevalence of delirium vary between 1% and 87%, depending on study population, setting, and used diagnostic, screening and assessment tools. An additional problem is that, in nursing practice, deliria are often underrated or misinterpreted as dementia or depression. This means, that the diagnosis of a delirium is often missed, that necessary measures are thus not taken, and that serious consequences, such as increased mortality, increased dependency on care, prolonged hospitalization, etc., might follow. **Aim:** The aim of this study was to identify screening and assessment tools for the systematic detection and recognition of deliria by nurses, and to compare them regarding their psychometric properties. **Methods:** A systematic literature research using data bases and search engines was performed between July and October 2014. In total, 1791 hits were scored. After careful screening and evaluation, 36 relevant full texts remained. **Results:** In total, seven tools (screening: four, assessment: three), were identified and described. Based on their psychometric properties, the Nu-DESC and the DOS can be recommended as screening tools for the acute setting. The ICDSC ist the only choice as screening instrument for intensive care units. As assessment instruments, the CAM should be recommended for the acute setting, and the adapted CAM-ICU for intensive care units. Since studies on the use of delirium screening and assessment tools in long-term care are missing, no recommendation can be made for this setting. **Discussion:** It could be shown that there are several appropriate screening and assessment tools for delirium which can be applied by nursing staff in daily practice. The development of new tools is therefore not necessary and not recommended. Instead, existing tools should be further tested and validated.

1. Einleitung

„Um offen zu sein,
ich fürchte, ich bin nicht bei vollem Verstand.
Mir scheint, ich sollte Euch kennen, und diesen Mann auch,
doch ich bin im Zweifel;
denn ich bin völlig im unklaren, was für ein Ort dies ist,
und alle Kenntnis, die ich habe,
erinnert sich nicht an diese Kleider; auch weiß ich nicht,
wo ich letzte Nacht gewohnt habe."
(William Shakespeare, King Lear)

Geschichtlich gesehen tauchen die ersten Beschreibungen des Verwirrtheitszustan-
des (Delir) bereits in der Antike auf. So bedeutet das lateinische Wort „delirare" im
Deutschen soviel wie „wahnsinnig sein" oder „aus der Spur geraten" (Lorenzl, Füsgen & Noachtar 2012). Eine der besten Beschreibungen des Delirs in der Literatur
findet sich dabei in Shakespeares „King Lear". Nachdem der alte Lear in den Sturm
hinauszieht, wird er krank und verfällt ins Delir. Wahrscheinlich durch starke Unterkühlung und eine Infektion. Als die jüngste und von ihm ausgestoßene Tochter
Cordelia nach Britannien zurückkehrt und mit ihrem Vater zusammentrifft, erkennt
dieser sie im ersten Moment nicht. Cordelia pflegt ihren Vater und erst nach und
nach kehrt dieser wieder ins Leben zurück. Am Ende erholt sich Lear wieder, kann
seiner Tochter verzeihen und sich mit ihr versöhnen. Dies ist nicht nur einer der
emotional bewegendsten Momente in Shakespeares Stück, sondern vielmehr auch
der Höhepunkt einer scharfsinnigen und klinischen Beobachtung des Krankheitsbil-
des Delir. So beschreibt Shakespeare in seinem Stück sehr wichtige Kernsymptome
des Delirs (Pitt, Sinclair & Woodhouse 1995):

1. *Ältere Menschen sind besonders anfällig für ein Delir.*
2. *Unterkühlung, Infektionen sowie emotionale Störungen als häufige Ursa-*
   chen eines Delirs.
3. *Das Delir ist reversibel.*
4. *Das Delir besitzt eine hohe Mortalität.*

1

1.1 Definitionen von Delir

Betrachtet man den Begriff „Delir" sowohl im englischen als auch im deutschen Sprachgebrauch, so stellt man fest, dass die Verwendung sehr unscharf ist und unterschiedliche Begrifflichkeiten als Synonyma verwendet werden (Lindesay 1999).

Im englischen Sprachraum finden sich daher neben dem Begriff „delirium" auch die Synonyma „acute brain syndrome", „acute brain failure", „organic brain syndrome" und „acute confusional state" (Cerejeira & Mukaetova-Ladinska 2011; Isaacs & Caird 1976). In der deutschen Sprache hingegen ist der Begriff „Delir" eine sehr gebräuchliche Beschreibung für ein Syndrom, welches eher unter den Begriffen „akute Verwirrtheit" (Wille 1900), „Hirnorganisches Psychosyndrom (kurz: HOPS)" oder „Durchgangssyndrom" (Reischies & Diefenbacher 2004) bekannt ist.

Durch das Erscheinen zweier internationaler Klassifikationssysteme, nämlich dem vierten überarbeiteten Diagnostischen und Statistischen Manual Psychiatrischer Störungen (DSM-IV-TR) und der Internationalen Klassifikation der Krankheiten (ICD-10), wurden die oben genannten Begrifflichkeiten einheitlich unter dem Begriff „Delir" zusammengefasst (O'Keefe 1999). Das DSM-IV-TR beschreibt dabei die neuropsychologischen Hauptsymptome des Delirs, während die ICD-10 Delirien nach ihrem Schweregrad und ihrer Komplexität einteilt (Hafner 2010).

Das DSM-IV-TR definiert ein Delir über die folgenden Kriterien (Bewermeyer, Fink & Limmroth 2010; Sass et al. 2003):

1. *Störung des Bewusstseins und der Aufmerksamkeit*
2. *Änderung der Wahrnehmung (Gedächtnis, Orientierung, Sprache, Auffassungsgabe)*
3. *Akuter Beginn und fluktuierender Verlauf*
4. *Vorliegen eines medizinischen Krankheitsfaktors.*

Im Vergleich dazu definiert die ICD-10 folgende Kriterien für das Vorhandensein eines Delirs (Dilling & Freyberger 2013; Bewermeyer, Fink & Limmroth 2010):

1. *Störung des Bewusstseins und der Aufmerksamkeit*
2. *Störung der Wahrnehmung (Orientierung, Gedächtnis)*
3. *Psychomotorische Störungen*
4. *Störung des Schlaf-Wach-Rhythmus*
5. *Akuter Beginn und fluktuierender Verlauf*
6. *Vorliegen einer organischen Grundlage*

Darüber hinaus gibt es noch eine Vielzahl an verschiedenen Definitionen des Begriffs „Delir", welche sich vor allem durch in ihrem Umfang und ihre Spezifikation unterscheiden. Das Oxford English Dictionary aus dem Jahr 2013 definiert das Delir als:

"a disordered state of mind marked by restlessness, illusions, and incoherent thought and speech" (Oxford English Dictionary 2013, p. 235).

Der deutsche Duden hingegen beschreibt das Delir als Kurzform des Wortes Delirium und definiert es in aller Kürze wie folgt:

„Bewusstseinstrübung, die sich in Verwirrtheit und Wahnvorstellungen äußert" (Duden Online 2014).

Die Clinical Epidemiology and Health Service Evaluation Unit liefert im Vergleich zu regulären Wörterbüchern bereits eine wesentlich umfangreichere Darstellung des Begriffs und erörtert diesen wie folgt:

„Delirium: a temporary mental condition typified by disturbance of consciousness, attention, cognition and perception that develops over a short period of time (usually hours or days) and tends to fluctuate during the course of the day" (Clinical Epidemiology and Health Service Evaluation Unit 2006, p. 3).

Eine ebenso detailreiche Definition liefern Cerejeira & Mukaetova-Ladinska (2011) in ihrem Review Article zum Thema Delir, Delirerkennung und Delirmanagement:

„Delirium is a neuropsychiatric syndrome of acute onset and fluctuating course, clinically characterised by altered level of consciousness, attention, and disturbance in orientation, memory, thought, and behaviour" (Cerejeira & Mukaetova-Ladinska 2011, p. 1).

1.2 Kernsymptome des Delirs

Betrachtet man nun die jeweiligen Definitionen und extrahiert die einzelnen Kriterien, so ergibt sich ein sehr umfassendes Bild, welche Kernsymptome ein Delir ausmachen. Die zwei wesentlichsten psychopathologischen Merkmale eines Delirs sind dabei die (Cerejeira & Mukaetova-Ladinska 2011):

1. *Störung des Bewusstseins (Fähigkeit wach zu bleiben ist reduziert)*
2. *und die Störung der Aufmerksamkeit (verminderte Fähigkeit sich zu konzentrieren)*

Die Reduktion der Aufmerksamkeit stellt dabei jenes Symptom dar, welches klinisch am häufigsten während einer Delirepisode beobachtet wurde. Die Aufmerksamkeit kann relativ leicht im Gespräch überprüft werden, in dem man die Konzentrationsfähigkeit mit einfachen Aufgaben testet. Beispielsweise die Wochentage von Montag bis Sonntag oder die Monate eines Jahres aufzählen lassen. Um die Aufgabe zu erschweren kann gebeten werden die Aufzählung nicht chronologisch durchzuführen (Gupta et al. 2008; Meagher et al. 2007).

Der Bewusstseinsgrad gibt die Stufe der Wachheit und die Fähigkeit mit seiner Umgebung zu interagieren an. In Bezug auf das Delir bedeutet die Störung des Bewusstseins, dass es zu einer Bewusstseinstrübung, einer Reduktion des Wachheitsgrades und zu einer Einschränkung der Wahrnehmungsfähigkeit kommt (Macleod 2006). Sind diese Bedingungen erfüllt, so ist die Wahrscheinlichkeit eines Delirs hoch (Meagher, MacLullich & Laurila 2008).

4

Darüber hinaus kommt es beim Delir zu plötzlich auftretenden (innerhalb von Stunden oder Tagen) und umfassenden Einschränkungen in der Kognition, welche sich durch folgende Symptome äußern (Cerejeira & Mukaetova-Ladinska 2011):

1. *Orientierungsschwierigkeiten (zeitlich, örtlich, persönlich und situativ)*
2. *Gedächtnisschwierigkeiten (das Kurzzeitgedächtnis betreffend)*
3. *Sprachschwierigkeiten (Wortfindungsstörungen, veränderter Redefluss)*

Weiteres werden in der Literatur auch spezielle Veränderungen der visuellen Wahrnehmung beim Menschen mit Delir beschrieben. Hierbei unterscheidet man das Auftreten von (Brown et al. 2009):

1. *Illusionen (Fehlinterpretation von realen sensorischen Stimuli; z.B.: Schatten in einem dunklen Raum haben die Form einer Person oder in irregulären Mustern werden Objekte/Gesichter erkennbar)*
2. *und Halluzinationen (Wahrnehmung von Objekten oder Geräuschen ohne reale sensorische Stimuli)*

Neben den bisher genannten Symptomen gibt es auch noch eine Reihe von Veränderungen, welche mit dem Auftreten eines Delirs in Verbindung gebracht werden. So werden diese Kriterien beispielsweise nicht im DSM-IV-TR gelistet, aber im ICD-10 als häufig beobachtete Symptome beschrieben. Dazu zählen die Störung des Schlaf-Wach-Rhythmus, Wahnvorstellungen und Veränderungen der Motorik (Dilling & Freyberger 2013; Cerejeira & Mukaetova-Ladinska 2011; Bewermeyer, Fink & Limmroth 2010).

Die Störung des Schlaf-Wach-Rhythmus äußert sich bei Menschen mit delirantem Zustandsbild in Form vermehrter Schläfrigkeit am Tag, eines unruhigen seichten Schlafes in der Nacht, einem häufigen Wechsel von Schlaf- und Wachzyklen oder einer totalen Tag-Nacht-Umkehr (Cerejeira & Mukaetova-Ladinska 2011).

Ein Delir kann auch Wahnvorstellungen beinhalten, welche meist nicht verbalisiert werden, sondern sich vielmehr in verschiedenen Emotionen widerspiegeln. So beschreibt das National Institute for Health and Clinical Excellence (2010) in ihrer Clinical Practice Guideline zum Thema Delir, dass Menschen im Delir häufig zurückhaltend, launisch, besorgt, leicht reizbar, verzweifelt, ängstlich und schreckhaft sind.

Zuletzt kann es im Zusammenhang mit einem Delir auch zu Veränderungen und Störungen des motorischen Verhaltens kommen. Meagher (2009) beschreibt in seiner Arbeit zwei unterschiedliche Verhaltensweisen. Einerseits Menschen mit einer motorischen Überaktivität (motorische Unruhe, Agitiertheit, Bettflüchtigkeit) und andererseits Menschen mit einer motorischen Unteraktivität (motorische Verlangsamung).

1.3 Formen des Delirs

In der klinischen Praxis erfolgt die Klassifikation des Delirs in verschiedene Subtypen anhand eben dieser Veränderung der Psychomotorik. So werden grundsätzlich drei Subtypen des Delirs unterschieden: das hyperaktive und das hypoaktive Delir, sowie Mischformen (Friedlander, Yanina & Breitbart 2004; O'Keefe 1999; Lipowski 1989).

Meagher et al. beschreiben in ihrer Delirium Motoric Checklist die aussagekräftigsten Beobachtungskriterien je nach Subtyp. So kann sich das hyperaktive Delir durch erhöhten Bewegungsdrang, motorischer Unruhe, Umherwandern und Verlust der Bewegungskontrolle auszeichnen (Meagher et al. 2008). Zusätzlich treten beim hyperaktiven Delir meist psychische Veränderungen wie Angstzustände, Halluzinationen und Wahnvorstellungen auf (Friedlander, Yanina & Breitbart 2004). Etwa 2-15% der auftretenden Delirien sind hyperaktiver Art und werden relativ leicht als solche erkannt (National Institute for Health and Clinical Excellence 2010).

Das hypoaktive Delir hingegen ist durch verminderte Aktivität, Verlangsamung der Bewegungsabläufe, reduzierter Wahrnehmung der Umgebung, reduziertes Sprachverhalten, verlangsamtem Redefluss, Teilnahmslosigkeit und reduzierter Wachheit gekennzeichnet (Meagher et al. 2008). Zirka 25-40% der auftretenden Delirien entsprechen einem hypoaktiven Delir, welche sehr selten als solche identifiziert werden (National Institute for Health and Clinical Excellence 2010).

Es ist anzumerken, dass gerade die psychischen Faktoren wie Halluzinationen und Illusionen auch beim hypoaktiven Delir auftreten können (Friedlander, Yanina & Breitbart 2004). Aus diesem Grund wurde ein dritter Subtyp entwickelt, welcher Mischformen mit überlappenden Symptome beschreibt (Lipowski 1989) und etwa 40-54% der auftretenden Delirien ausmacht (National Institute for Health and Clinical Excellence 2010).

1.4 Häufigkeit eines Delirs

Die Wahrscheinlichkeit ein Delir zu entwickeln nimmt mit zunehmendem Alter zu und wird zusätzlich noch durch das Vorhandensein einer kognitiven Beeinträchtigung erhöht (Inouye 2006). Weltweit variieren die Delir-Prävalenzdaten in Abhängigkeit der Population, der diagnostischen Verfahren und der zum Einsatz kommenden Screening- und Assessmentinstrumente (Travers et al. 2013; Collins et al. 2010; Eeles et al. 2010; Holden, Jayathissa & Young 2008; Siddiqi, House & Holmes 2006).

Die Prävalenz des Delirs wird im normalen häuslichen Bereich bei den über 65-Jährigen auf etwa 1-2% geschätzt (de Lange, Verhaak & van der Meer 2013; Inouye 2006). Bei den über 85-Jährigen liegt sie bereits bei zirka 14% (National Institute for Health and Clinical Excellence 2010; Inouye 2006). Leidet der Betroffene zusätzlich an einer Demenz, so steigt die Delirprävalenz auf ungefähr 22% an (de Lange, Verhaak & van der Meer 2013; Inouye 2006).

Im Langzeitpflegebereich werden die Prävalenzraten auf 1,4-70% geschätzt, abhängig vom Alter der Bewohner und Bewohnerinnen sowie der Häufigkeit der an Demenz Erkrankten (de Lange, Verhaak & van der Meer 2013; National Institute for Health and Clinical Excellence 2010; Inouye 2006).

Verschiedene Studien konnten zudem zeigen, dass bis zu 30% der älteren Patienten und Patientinnen, die in ein Akutkrankenhaus aufgenommen wurden, ein Delir entwickelten (Travers et al. 2013; Collins et al. 2010; Wass, Webster & Nair 2008; Siddiqi, House & Holmes 2006). Besonders gefährdet ein Delir zu erleiden sind Patienten und Patientinnen nach einer operativen Intervention (30-50%) und bei einem

Aufenthalt auf der Intensivstation (70-87%) (National Institute for Health and Clinical Excellence 2010; Inouye 2006; Siddiqi, House & Holmes 2006).

Am höchsten fällt die Prävalenzrate bei Patienten und Patientinnen aus, welche sich in ihrer letzten Lebensphase, also in der Terminalphase, befinden. Hier entwickeln bis zu 90% der Betroffenen eine Delirsymptomatik (National Institute for Health and Clinical Excellence 2010; Inouye 2006).

1.5 Folgen eines Delirs

Ein Mensch mit delirantem Zustandsbild ist grundsätzlich als akuter Notfallpatient oder als akute Notfallpatientin einzustufen und bedarf in diesem Zusammenhang besonderer Überwachung sowie medizinischer und pflegerischer Behandlung (Gunst & Sure 2006).

Ein Delir stellt im Normalfall einen reversiblen Zustand dar, welcher bei langem und unbehandeltem Bestehen zu erheblichen Folgeschäden führen kann. So weisen Patienten und Patientinnen mit einem unbehandelten Delir höhere Mortalitätsraten während des Krankenhausaufenthaltes (Inouye 2006; Inouye et al. 1998), höhere Pflegebedürftigkeit (Inouye 2006; Inouye et al. 1998), verlängerte Krankenhausaufenthalte (Travers et al. 2013; Whittamore et al. 2013), vermehrte Wiederaufnahmen in ein Krankenhaus (George, Bleasdale & Singleton 1997) und verkürzte Lebensdauer nach Entlassung aus einem Krankenhaus auf (Travers et al. 2013; Whittamore et al. 2013).

Das Delir stellt dabei kein eigenständiges Krankheitsbild dar, sondern vielmehr ein neuropathologisches Syndrom, welches durch das Zusammenspiel verschiedener Risikofaktoren wie hohes Alter (über 65 Jahre) (Travers et al. 2013; Schofield et al. 2012), Demenz, Dehydration, Stress oder medizinische Eingriffe und Operationen auftreten kann (National Institute for Health and Clinical Excellence 2010; Inouye 2006; Inouye & Charpentier 1996).

1.6 Ökonomische Folgen eines Delirs

Der Kostenmehraufwand, welcher durch ein Delir entsteht, ist bis heute in Österreich kaum mit validen Zahlen beziffert. In einer Studie aus Deutschland wurde das Delir als eindeutiger Kostentreiber im Akutkrankenhaus identifiziert. Aufgrund des zusätzlichen Zeitaufwandes sowie den zusätzlich verbrauchten Sachgütern und der erhöhten Verweildauer wird der dafür erforderlichen Kostenaufwand pro Betroffenen oder Betroffener pro stationärem Aufenthalt auf 947,55 Euro geschätzt (Weinrebe 2009). In den USA konnten Leslie et al. (2008) zeigen, dass Patienten und Patientinnen mit einem Delir pro Tag etwa 295 US-Dollar mehr Kosten verursachen, als Nicht-Delirpatienten und -patientinnen.

1.7 Problemstellung

Wenn man die vorangegangenen Kapitel zusammenfasst, so kann nun folgendes über das Delir gesagt werden:

Beim Delir handelt es sich um ein reversibles neuropathologisches Syndrom, welches durch bestehende Störungen von Bewusstsein, Aufmerksamkeit, Wahrnehmung, Orientierung, Sprachvermögen, Denken, Gedächtnis, Psychomotorik, Emotionalität und Schlaf-Wach-Rhythmus charakterisiert ist (Cerejeira & Mukaetova-Ladinska 2011; Clinical Epidemiology and Health Service Evaluation Unit 2006).

International variieren die Prävalenzraten zwischen 1-87% in Abhängigkeit der Population, der diagnostischen Verfahren, der zum Einsatz kommenden Screening- und Assessmentinstrumente sowie des jeweiligen Settings (Travers et al. 2013; Collins et al. 2010; Eeles et al. 2010; National Institute for Health and Clinical Excellence 2010; Inouye 2006).

Es werden drei Subtypen (hyperaktives, hypoaktives, Mischform) des Delirs unterschieden, wobei das Delir in der pflegerischen Praxis oftmals unterschätzt (Collins et al. 2010; Bickel 2007) oder nicht als solches erkannt, sondern mit einem demenziellen oder depressiven Syndrom verwechselt wird (Bickel 2007; Lindesay, Rockwood & MacDonald 2002; Fann 2000).

Dies führt dazu, dass eine Delirdiagnose häufig verpasst wird, keine passenden Maßnahmen getroffen werden und es zu schwerwiegenden Folgen wie erhöhter Mortalität (Inouye 2006; Inouye et al. 1998), höherer Pflegebedürftigkeit (Inouye 2006; Inouye et al. 1998), verlängerten Krankenhausaufenthalten (Travers et al. 2013; Whittamore et al. 2013) usw. für die Betroffenen kommen kann.

Darüber hinaus führen der zusätzliche Einsatz von Zeit, Personal und Sachgütern zu einem erheblichen Kostenmehraufwand für die jeweiligen Institutionen und in weiterer Folge für das Gesundheitssystem (Weinrebe 2009; Leslie et al. 2008).

Betrachtet man nun diese Zusammenfassung, so wird deutlich, dass das Delir ein wichtiges und klinisch relevantes Pflegeproblem darstellt und die Pflege in der Erkennung und Betreuung des Delirs eine wesentliche Rolle einnimmt. Das Problem ist jedoch, dass die Pflege dieses Problem in der Praxis oft unterschätzt oder schlicht nicht als solches erkennt (Bickel 2007; Lindesay, Rockwood & MacDonald 2002; Fann 2000).

Verschiedene Studien haben gezeigt, dass die Delirerkennungsrate von Pflegepersonal in unterschiedlichen pflegerischen Settings unter 31% liegt (Lemiengre et al. 2006; Inouye et al. 2001; Cup et al. 1997). Dafür gibt es nun unterschiedliche Gründe. Zum Einen liegt es am Delir selbst, da die Subtypen sehr unterschiedlich, die Symptome über den Tag nicht immer gleich stark ausgeprägt sind und variieren können. Dabei wird das hyperaktive Delir aufgrund der auffälligen Symptomatik wesentlich leichter erkannt, als das eher unauffällige hypoaktive Delir (Inouye et al. 2001; Cup et al. 1997). Zum Anderen haben Untersuchungen gezeigt, dass es auch am Pflegepersonal liegt, welches oftmals nicht über das nötige Fachwissen in Bezug auf das Delir und seiner Erkennung verfügt (Lemiengre et al. 2006; Morency, Levkoff & Dick 1994).

1.8 Ziel und Fragestellungen

Aus diesem Grund ist es das Ziel dieser Arbeit Screening- und Assessmentinstrumente zur systematischen Erfassung und Erkennung von Delirien zu identifizieren und hinsichtlich ihrer psychometrischen Eigenschaften zu vergleichen. Somit liegen dieser Arbeit folgenden Forschungsfragen zugrunde:

1. *Welche Screening- und Assessmentinstrumente gibt es zur Erfassung und Erkennung von Delirien im klinischen Pflegealltag?*

2. *Welches Instrument ist hinsichtlich der psychometrischen Eigenschaften am besten für die Pflegepraxis geeignet?*

2. Methodik

In diesem Teil der Arbeit soll die methodische Vorgehensweise zur Beantwortung der zuvor genannten Forschungsfragen im Detail erläutert werden. Die Methodik dieser Arbeit folgt dabei dem Ansatz einer systematischen Literaturrecherche, welche im Zeitraum von Juli bis Oktober 2014 durchgeführt wurde. Im weiteren Verlauf dieses Kapitels wird näher auf die Ein- und Ausschlusskriterien, die Suchbegriffe, den Ablauf der Recherche, sowie auf die Auswahl und Bewertung der gefundenen Artikel eingegangen.

2.1 Ein- und Ausschlusskriterien, Limits

Um die Fülle an wissenschaftlichen Texten zum Thema Delir auf die Forschungsfragen zu fokussieren, wurden die in Tabelle 2.1 ersichtlichen Ein- und Ausschlusskriterien formuliert.

Tabelle 2.1: Ein- und Ausschlusskriterien der Literaturrecherche

Einschlusskriterien	Ausschlusskriterien
alle Delirformen (hyperaktiv, hypoaktiv, medikamenten-induziertes, alkoholinduziertes usw.)	Population unter 18 Jahre
alle Settings (Krankenhaus, Pflegeheim, Hauskran-kenpflege)	Studientyp (Editorial, Letter, Fallstudie)

Neben diesen Ein- und Ausschlusskriterien wurden auch in den Datenbanken selbst die Limits (=Einschränkungen) genutzt um die Recherche zu verfeinern. Dabei wurden folgende Limits verwendet:

1. *englische und deutsche Sprache*
2. *Abstract vorhanden*
3. *Population über 18 Jahre*
4. *keine zeitliche Einschränkung, um auch „alte" Instrumente zu finden*

2.2 Suchbegriffe und Schlüsselwörter

In Tabelle 2.2 sind alle deutschen und englischen Suchbegriffe und Schlüsselwörter gelistet, welche für die Literaturrecherche verwendet wurden. Mithilfe eines umfassenden Brainstormings und des deutschen Synonym-Finders „openthesaurus.de" wurde nach ähnlichen deutschen Wörtern gesucht. Im Anschluss daran wurden die deutschen Begriffe mit dem Online-Wörterbuch „dict.cc" in Englische übersetzt. Danach wurde mit dem Online-Synonym-Finder „thesaurus.com" nach passenden englischen Synonyma gesucht.

Tabelle 2.2: Suchbegriffe und deren Trunkierung

deutsche Begriffe	englische Begriffe	Trunkierung
Delir	delirium	delir*
Delirium	confusion	confusi*
Verwirrtheit	organic psychosyndrome	*syndrome
HOPS	acute brain syndrome	agitat*
Durchgangssyndrom	clouded state	screen*
Agitiertheit	agitation	tool*
Screeninginstrument	screening	instrum*
Assessmentinstrument	assessment	assess*
Diagnostik	tool	diagnos*
Pflege	instrument	nurs*
	diagnostic test	car*
	nursing	
	care	

2.3 Ablauf der Literaturrecherche

Nachdem die englischen Suchbegriffe gesucht waren, wurden diese für die Recherche vorbereitet. Dazu wurde eine Trunkierung der Wörter vorgenommen und es wurde nach passenden MeSH-Terms in den Datenbanken gesucht. Danach wurden die MeSH-Terms sowie Boolesche Operatoren („AND, „OR" und „NOT") dazu verwendet die Datenbanken PubMed via Medline, CINAHL, Embase, die EBM Reviews via OvidSP sowie Web of Science, BIOSIS Citation Index, BIOSIS Previews via ISI Web of Knowledge nach den gewünschten Studien zu durchsuchen.

Zusätzlich wurden die Suchmaschinen „google" und „google scholar" für die Recherche herangezogen. Darüber hinaus wurde auch eine Handsuche in Referenzlisten gefundener Artikel durchgeführt.

Auf diesem Wege konnten insgesamt 1791 Artikel identifiziert werden. In einem nächsten Schritt wurden die etwaigen Duplikate von der weiteren Beurteilung ausgeschlossen.

2.4 Auswahl nach Titel

Die übrig gebliebenen Titel der 1554 gefundenen Studien wurden nach dem Lesen und Bewerten zur weiteren Begutachtung eingeschlossen, wenn folgende Kriterien erfüllt wurden:

1. *Delir als globales Thema erwähnt wurde*
2. *die Begriffe Screening, Assessment und/oder Tool erwähnt wurden*
3. *ein Instrument, sein Name und/oder die Abkürzung des Instruments im Titel erwähnt wurde*

Auf diese Weise konnten 1317 Artikel für die weitere Begutachtung ausgeschlossen werden.

2.5 Auswahl nach Abstract

Somit erfüllten 237 Treffer die oben genannten Bedingungen und wurden zum Abstract-Screening zugelassen. Für den weiteren Einschluss des Artikels mussten folgende Kriterien gegeben sein:

1. *Thema des Artikels war Delir bei Menschen über 18 Jahren*
2. *es ging um die systematische Erkennung von Delir mithilfe eines Screening- und/oder Assessmentinstruments*
3. *Ziel, Design, Stichprobe, Setting, die wichtigsten Ergebnisse und Schlussfolgerungen wurden grob beschrieben*

Aufgrund der Abstract-Bewertung wurden 194 Studien für die weitere Begutachtung ausgeschlossen.

2.6 Auswahl der Artikel

Die 43 ausgewählten Volltexte wurden quergelesen und dabei auf das Vorhandensein folgender Punkte hin überprüft:

1. *Thema des Artikels war Delir bei Menschen über 18 Jahren*
2. *es ging um die Erkennung von Delir mithilfe eines passenden Screening- und/oder Assessmentinstruments durch Pflegepersonen*
3. *Instrument und/oder Tool wurde im Artikel beschrieben*

Durch das Artikel-Screening wurden weitere 7 Treffer aus dem Auswahlprozess ausgeschlossen.

2.7 Bewertung der eingeschlossenen Volltexte

Insgesamt konnten nach den einzelnen Screening-Verfahren 36 Artikel als Volltexte in die Arbeit eingeschlossen werden. Diese wurden nun ausführlich gelesen und bewertet. Für die kritische Bewertung wurde das systematische Bewertungsschema nach Hawker et al. (2002) verwendet. Die Autoren und Autorinnen beschreiben in ihrem Artikel, dass es jährlich zur Publikation von mehr als zwei Millionen Facharti-kel in mehr als 20000 Journals kommt und daher die Veröffentlichung von Reviews und Systematic Reviews von großem Wert sei, da sie die Möglichkeit bieten die wissenschaftlichen Ergebnisse einer Vielzahl von Studien zusammenzufassen. Essentiell in diesem Vorgang ist die kritische Bewertung (critical appraisal) der Qualität der eingeschlossenen Artikel. Als Goldstandard für Evidence-Based-Practice hat sich hier der Systematic Review von RCT's etabliert. Doch Hawker et al. (2002) argumentieren, dass EBP nicht nur auf RCT's beschränkt werden kann, sondern dass verschiedene Forschungsdesigns und Paradigmen als Quelle herangezogen werden können. Daher haben sie einen einheitlichen systematischen Bewertungs-bogen erstellt, welcher es in einer systematischen Literaturrecherche erlaubt wissenschaftliche Studien mit unterschiedlichen Forschungsdesigns kritisch zu bewerten (Hawker et al. 2002).

Der Beurteilungsbogen besteht insgesamt aus zehn Items. Die einzelnen Items lassen sich anhand von vier möglichen Abstufungen (good = 4, fair = 3, poor = 2, very poor = 1) einschätzen. Neun Items beziehen sich dabei auf die einzelnen Abschnitte einer wissenschaftlichen Arbeit (Titel, Abstract, Einleitung, Ziel, Methodik usw.). Am Ende kann in einem globalen Item der Gesamteindruck zur Studie mit denselben Abstufungen beurteilt werden. Entsprechend dieser Abstufungen können Gesamt-punkte von maximal 40 und minimal 10 erreicht werden. Um die Einschätzung der einzelnen Abstufungen (good, fair, poor, very poor) zu vereinfachen, zu konkretisie-ren und für alle Reviewer explizit darzustellen, haben die Autoren und Autorinnen ein entsprechendes Protokoll dazu entwickelt. In diesem werden den einzelnen Be-urteilungsmöglichkeiten kurze Bedingungen zugewiesen, welche die Entscheidung vereinfachen und vereinheitlichen. Auf diesem Weg ist es für alle Reviewer möglich unabhängig voneinander die passende Einschätzung vorzunehmen und eine insge-samt höhere Interrater-Übereinstimmung zu erreichen. Was in der Arbeit leider nicht angegeben wird, sind mögliche Cut-Off-Points, wann die Qualität einer Studie nicht für den Einbezug in eine systematische Literaturrecherche ausreichend ist (Hawker et al. 2002). Als Cut-Off-Point wurde für diese Arbeit ein Punktwert von 32 (80%) durch den Autor festgelegt. Würde dieser Wert nicht erreicht werden, so würde der Volltext aufgrund methodischer Mängel aus der Untersuchung ausgeschlossen. Dies war jedoch für keinen Volltext, welcher nach Hawker et al. (2002) beurteilt wurde, notwendig.

Schlussendlich erfüllten 36 Volltexte alle notwendigen Bedingungen und Kriterien, um in die Analyse und den Ergebnisteil der Arbeit einbezogen zu werden. Abbildung 1 zeigt den Verlauf der Literaturrecherche im Überblick.

Abbildung 2.1: Flowchart zur Literaturrecherche

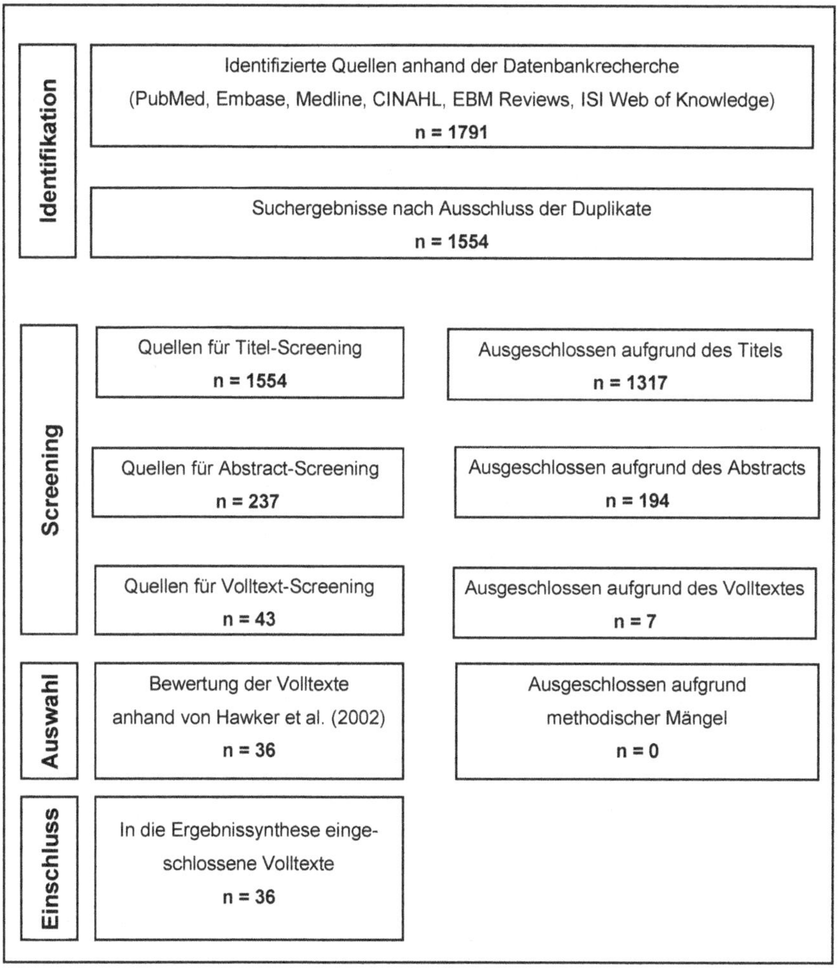

Identifikation

Identifizierte Quellen anhand der Datenbankrecherche
(PubMed, Embase, Medline, CINAHL, EBM Reviews, ISI Web of Knowledge)
n = 1791

Suchergebnisse nach Ausschluss der Duplikate
n = 1554

Screening

Quellen für Titel-Screening n = 1554	Ausgeschlossen aufgrund des Titels n = 1317
Quellen für Abstract-Screening n = 237	Ausgeschlossen aufgrund des Abstracts n = 194
Quellen für Volltext-Screening n = 43	Ausgeschlossen aufgrund des Volltextes n = 7

Auswahl

Bewertung der Volltexte anhand von Hawker et al. (2002) n = 36	Ausgeschlossen aufgrund methodischer Mängel n = 0

Einschluss

In die Ergebnissynthese einge-schlossene Volltexte
n = 36

3. Ergebnisse

Im nun folgenden Abschnitt der Arbeit werden die identifizierten Instrumente zur Erkennung von Delir in der Pflegepraxis sowohl in einer Übersicht, als auch im Detail dargestellt und beschrieben. Dabei wurden die Instrumente in Screening- und Assessmentinstrumenten eingeteilt.

Im ersten Abschnitt des Ergebnisteils werden die Charakteristika der einzelnen Instrumente und eingeschlossenen Studien präsentiert. Im zweiten Abschnitt werden insgesamt vier Screeninginstrumente vorgestellt, welche laut Angaben der Autoren und Autorinnen für die Anwendung durch Pflegepersonal gemacht sind. Im dritten Abschnitt werden drei Assessmentinstrumente beschrieben, welche vom jeweiligen Autorenteam als tatsächliche Diagnoseinstrumente bezeichnet werden. Im vierten und letzten Abschnitt des Ergebnisteils werden die Charakteristika und psychometrischen Eigenschaften der Instrumente in einer Übersichtstabelle (siehe Tabelle 3.16) gegenübergestellt und dienen einerseits als Zusammenfassung und andererseits als Ausgangspunkt für die Diskussion.

Insgesamt konnten sieben Instrumente aus der Literatur gefiltert werden, welche als Anwender und Anwenderinnen professionelle Pflegekräfte vorsehen. Diese werden in Tabelle 3.1 übersichtlich dargestellt.

Tabelle 3.1: Instrumente zur Erkennung von Delir im Überblick

Art des Instruments	Name des Instruments
Screening-Instrumente	NEECHAM Confusion Scale Nu-DESC DOS ICDSC
Assessment-Instrumente	CAM CAM-ICU CAC-A

3.1 Studiencharakteristika

Als erstes Merkmal wurde der Publikationszeitraum der einzelnen bereits dargelegten Instrumente betrachtet. In Abbildung 3.1 zeigt sich, dass bereits in den frühen neunziger Jahren das Thema Delir und hier im Besonderen die Delirerkennung in der Pflegewissenschaft Beachtung fand. Auffällig ist hier, dass ab dem Jahr 2010 scheinbar keine neuen Instrumente zur Delirerkennung oder Delirdiagnostik entwickelt wurden.

Abbildung 3.1: Publikationszeitraum der einzelnen Instrumente

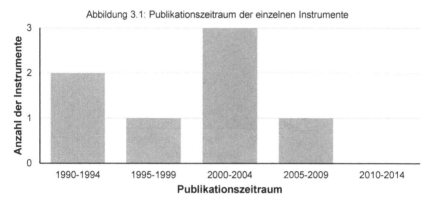

In Abbildung 3.2 wird deutlich, dass in den letzten zehn Jahren vielmehr die Validierung und Adaptierung dieser zur Verfügung stehenden Instrumente im Vordergrund stand. Gerade in dem Zeitraum von 2005 bis 2009 hat sich die Anzahl der Validierungsstudien bezogen auf die eingeschlossenen Instrumente im Vergleich zum Zeitraum von 2000 bis 2004 beinahe verdoppelt.

Abbildung 3.2: Publikationszeitraum der einzelnen eingeschlossenen Studien

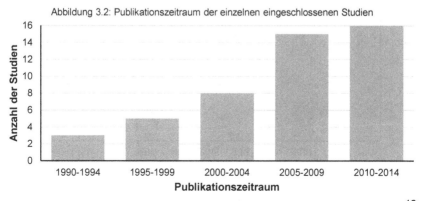

19

Als weiteres wichtiges Studienmerkmal wurden die Ursprungsländer der einzelnen Instrumente betrachtet. Hier zeigt sich, dass vor allem der nordamerikanische Raum mit den USA und Kanada besonderen Wert auf die Entwicklung von passenden Instrumenten legte. Nur eines der sieben Instrumente wurde in Europa, nämlich in den Niederlanden, erstellt (siehe Abbildung 3.3).

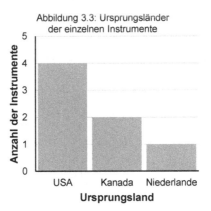

Abbildung 3.3: Ursprungsländer der einzelnen Instrumente

In Abbildung 3.4 zeigt sich, dass neben der Instrumentenentwicklung die Überprüfung dieser Instrumente für den nordamerikanischen (15 aus 36) und auch den europäischen Raum (15 aus 36) besonders von Bedeutung zu sein scheint. Darüber hinaus zeigt sich jedoch, dass die Instrumente auch in südamerikanischen (3 aus 36) und asiatischen (3 aus 36) Ländern zur Anwendung kommen.

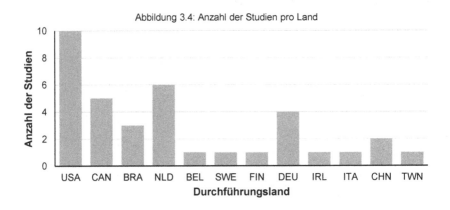

Abbildung 3.4: Anzahl der Studien pro Land

Neben dem Ursprungsland wurde auch das jeweilige Ursprungssetting der einzelnen Instrumente im Detail betrachtet. Aus Abbildung 3.5 geht deutlich hervor, dass die vorgestellten Instrumente hauptsächlich für den Akutpflegebereich und hier für die Allgemeinstation entwickelt wurden (5 aus 7). Lediglich zwei Instrumente wurden in ihrer Ursprungsform bereits für die Intensivstation erstellt.

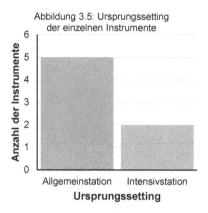

Abbildung 3.5: Ursprungssetting der einzelnen Instrumente

Daher verwundert es nicht, dass die eingeschlossenen Studien auch vorrangig in diesen Settings durchgeführt und die Instrumente getestet wurden (siehe Abbildung 3.6). Auffällig ist hier allerdings, dass die meisten eingeschlossenen Studien im Setting Intensivpflegebereich angesiedelt waren.

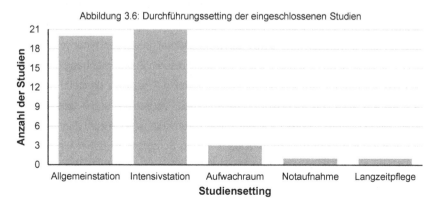

Abbildung 3.6: Durchführungssetting der eingeschlossenen Studien

Zuletzt wurde in Abbildung 3.7 die Anzahl der Studien pro Instrument dargestellt. Hier zeigt sich, dass vor allem die Instrumente CAM (Allgemeinstation) und CAM-ICU (Intensivstation) in den eingeschlossenen Studien zum Einsatz kamen. Die wenigsten Studien ließen sich für das Screeninginstrument DOS und das Assessmentinstrument CAC-A finden.

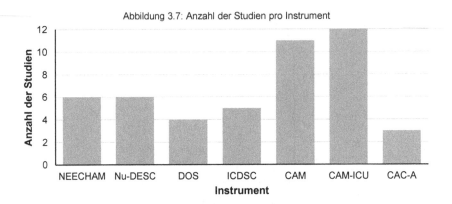

Abbildung 3.7: Anzahl der Studien pro Instrument

Um nun einen Eindruck über die Stichprobengröße der einzelnen Studien zu erhalten, wurden diese in Abbildung 3.8 für jedes Instrument einzeln gelistet und gegenüber gestellt.

3.2 Screeninginstrumente

Bevor nun die einzelnen Screeninginstrumente vorgestellt werden, soll der Begriff „Screening" noch etwas genauer betrachtet und definiert werden. Dies hat den Grund, dass in der Literatur die Begriffe „Screening" und „Assessment" meist unterschiedlich verwendet werden: Entweder es wird strikt zwischen Screening und Assessment unterschieden oder die beiden Begrifflichkeiten werden synonym verwendet. Reuschenbach und Mahler (2011) halten in diesem Zusammenhang fest, dass ein Screening den ersten Schritt des diagnostischen Prozesses darstellt, welchem dann weitere ausführlichere Assessments folgen. Screening- und Assessmentinstrumente sind somit beides Einschätzungsinstrumente, welche zum Ziel haben einen direkten Handlungsbedarf aufzudecken. Ein Screening ist daher eine besondere Form des Assessments, eine Vorstufe, wenn man so will (Reuschenbach & Mahler 2011).

Abbildung 3.8: Stichprobengröße der einzelnen Studien

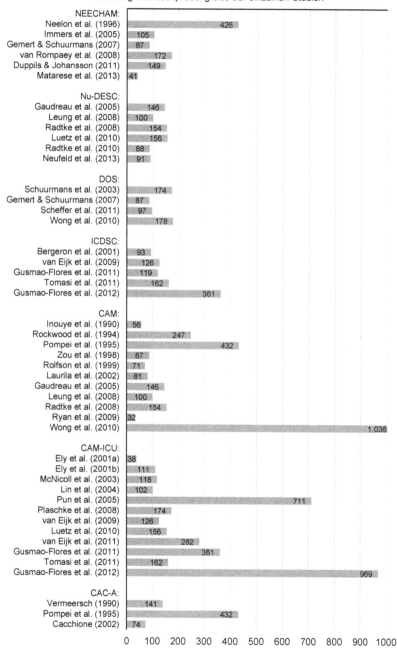

Stichprobengröße

Bartholomeyczik et al. (2008, p. 100) definieren Screening als „*die vorläufige Iden-
tifizierung eines Gesundheitsproblems oder eines Risikos durch den Einsatz von
Tests oder anderen Prozeduren, die schnell und einfach angewendet werden können. Die Ergebnisse eines Screenings bedürfen immer einer weiteren, diagnostischen Untersuchung, z.B. mithilfe von Assessmentinstrumenten oder anderen diagnostischen Verfahren.*"

Heiss (2013, p. 487) hält in diesem Zusammenhang fest: „*The goal of screening is
to differentiate correctly between persons who have a previously unrecognized illness, development delay or other health alteration and those who do not.*"

Daraus ergibt sich, dass ein Screening zum Ziel hat zwischen Personen mit vorhan-
denem Phänomen oder Risiko für ein Phänomen und Personen mit nicht vorhande-
nem Phänomen oder kein Risiko für ein Phänomen zu unterscheiden. Daher können
auch Menschen an einem Screening teilnehmen, welche noch keine gesundheits-
bezogenen Probleme aufweisen. Screeninginstrumente geben somit Hinweise für
die weiterführende Diagnostik, jedoch nicht für den Einsatz unmittelbarer Maßnahmen. Zusammenfassend kann man über Screeningverfahren nun sagen, dass sie
den Zweck haben die Anzahl jener Patienten und Patientinnen zu reduzieren, für
welche eine weitere Diagnostik notwendig ist (Reuschenbach & Mahler 2011).

3.2.1 Neelon and Champagne Confusion Scale (NEECHAM)

Die NEECHAM Confusion Scale ist eine Screening-Skala, welche im Jahr 1996 von
Neelon und Champagne in den USA für Pflegekräfte auf Allgemeinstationen im
Akutkrankenhaus entwickelt wurde (Neelon et al. 1996). Dabei wurde besonders
darauf Rücksicht genommen, dass die Pflegepersonen keine zusätzliche Fachaus-
bildung in Bezug auf Geriatrie oder Psychiatrie benötigen (van Gemert &
Schuurmans 2007). Mittlerweile wurde die NEECHAM Confusion Scale auch für die
Verwendung auf Intensivstationen getestet und validiert (Immers, Schuurmans &
van de Bijl 2005).

Das Instrument setzt sich aus neun Items zusammen, wobei diese in drei Subskalen mit je drei Items gegliedert sind (siehe Tabelle 3.2). Die erste Subskala misst dabei die kognitiven Prozesse Aufmerksamkeit, Orientierung und die Fähigkeit Aufforderungen zu folgen. Hierfür können 0 bis 14 Punkte vergeben werden. Die zweite Subskala schätzt das allgemeine Verhalten in Bezug auf das Erscheinungsbild sowie die motorischen und verbalen Fähigkeiten ein. Hier können 0 bis 10 Punkte vergeben werden. Die dritte Subskala bezieht sich auf Vitalparameter wie Puls, Blutdruck, Temperatur, Atemfrequenz, Sauerstoffsättigung und die Fähigkeit zur Harnkontrolle. In dieser Subskala können 0 bis 6 Punkte vergeben werden (Neelon et al. 1996).

Insgesamt können somit 0 bis maximal 30 Punkte vergeben werden. Eine Punktezahl von 0 bis 19 lässt dabei auf ein „moderates bis schweres Delir" schließen.

Gesamtergebnisse zwischen 20 und 24 gehen mit einem „milden oder einem sich bereits entwickelnden Delir" einher. Werte zwischen 25 und 26 bedeuten, dass der/die Betroffene „nicht delirant" ist, jedoch ein hohes Risiko besteht ein Delir zu

Tabelle 3.2: Die NEECHAM Confusion Scale (angelehnt an Neelon et al. 1996)

Subscale I Level of responsiveness-information processing: • attention and alertness (0-4 points)   • verbal and motor response (0-5 points)   • memory and orientation (0-5 points)
Subscale II Level of behaviour: • general behaviour and posture (0-2 points)   • sensory motor performance (0-4 points)   • verbal responses (0-4 points)
Subscale III Vital functions: • vital signs (0-2 points)   • oxygen saturation level (0-2 points)   • urinary continence (0-2 points)
Scores: • 0-19 points = moderate to severe confusion   • 20-24 points = mild or early development of delirium   • 25-26 = not delirious but at high risk   • 27-30 = normal function

entwickeln. Punktwerte zwischen 27 und 30 bedeuten „kein Delir und kein Risiko" (Neelon et al. 1996).

Die psychometrischen Eigenschaften der NEECHAM Confusion Scale, welche in verschiedenen Studien getestet und ermittelt wurden, sind in Tabelle 3.3 ausführlich dargelegt.

Tabelle 3.3: Psychometrische Eigenschaften der NEECHAM Confusion Scale

Autorenteam/Setting	Zeit	Sensitivität	Spezifität	Validität	Reliabilität
Neelon et al. 1996 (Allgemeinstation)	10 Min.	0.95	0.78	• Korrelation mit MMSE (r=0.87) • Korrelation mit DSM-III-R Diagnostik (r=0.54-0.7)	• Interne Konsistenz (α=0.9) • Interraterreliabilität (κ=0.96)
Immers, Schuurmans & van de Bijl 2005 (Intensivstation)	-	0.97	0.83	• Korrelation mit DSM-IV-TR Diagnostik (r=0.68)	• Interne Konsistenz (α=0.88) • Interraterreliabilität (κ=0.6)
Gemert & Schurrmans 2007 (Allgemeinstation)	8 Min.	1.0	0.87	-	-
van Rompaey et al. 2008 (Intensivstation)	-	0.87	0.95	-	-
Duppils & Johansson 2011 (Allgemeinstation)	-	-	0.75-1.0	-	-
Matarese et al. 2013 (Intensivstation)	10 Min.	0.99	0.95	-	• Interraterreliabilität (κ=0.95)

Zusammenfassend zeigt sich, dass sich die NEECHAM Confusion Scale mit einem Zeitaufwand von 8 bis 10 Minuten in die tägliche pflegerische Praxis integrieren lässt (Matarese et al. 2013; Gemert & Schuurmans 2007; Neelon et al. 1996). Gemert &

Schuurmans (2007) haben in ihrer Vergleichsstudie zudem Pflegepersonen ausführlich zur Praktikabilität der NEECHAM Confusion Scale befragt. Das Autorenteam konnte zeigen, dass 97% (30 aus 31) der befragten Pflegepersonen der
Ansicht sind, dass die NEECHAM Confusion Scale im Aufbau klar, einfach und
leicht durchzuführen ist (Gemert & Schuurmans 2007). Zur Verfügbarkeit der Skala
in verschiedenen Sprachen konnten keine Informationen in den eingeschlossenen
Artikeln gewonnen werden.

Auf Allgemeinstationen reichen die Werte der Sensitivität von 0.95 bis 1.0 und die
Werte der Spezifität von 0.75 bis 1.0 (Duppils & Johansson 2011; Gemert &
Schuurmans 2007; Neelon et al. 1996). Wie eingangs bereits erwähnt, wurde die
NEECHAM Confusion Scale nicht nur auf Allgemeinstationen getestet, sondern
auch auf Intensivstationen unterschiedlicher Fachbereiche. Hier zeigten sich hin-
sichtlich der Sensitivität Werte von 0.87 bis 0.99 und für Spezifität von 0.83 bis 0.95
(Matarese et al. 2013; van Rompaey et al. 2008; Immers, Schuurmans & van de Bijl
2005).

Die Validität und hier im speziellen die Kriteriumsvalidität wurde von Neelon et al.
(1996) mit dem Mini-Mental State Examination (MMSE) verglichen und erreichte
hier einen Wert von 0.87. Die Korrelation mit der DSM-III-R-Diagnostik erreichte hier
statistische Werte von 0.54 bis 0.7 (Neelon et al. 1996). Hinsichtlich der Reliabilität
zeigen sich für die Interraterreliabilität Kappa-Werte von 0.6 bis 0.96 (Matarese et
al. 2013; Immers, Schuurmans & van de Bijl 2005; Neelon et al. 1996).

3.2.2 Nursing Delirium Screening Scale (Nu-DESC)

Die Nursing Delirium Screening Scale wurde im Jahr 2005 in Kanada von Gaudreau
et al. für Pflegepersonen entwickelt und vorgestellt. Laut dem Autorenteam handelt
es sich um ein praktikables Instrument, welches in etwa 1 Minute bearbeitet werden
kann. Dies ist besonders wichtig, da die Einschätzung mit dem Instrument in jeder
Schicht (Frühdienst, Spätdienst, Nachtdienst usw.) vorgenommen werden soll. Dies
ermöglicht eine regelmässige Beobachtung und Einschätzung über 24 Stunden
(Gaudreau et al. 2005).

Die Skala selbst besteht aus insgesamt fünf Items. Diese sind „Desorientierung", „unangemessenes Verhalten", „unangemessene Kommunikation", „Illusionen/Halluzination" und „psychomotorische Retardierung". Jedes dieser Items kann von 0 bis 2 Punkte erhalten, sodass ein Minimal-Score von 0 und ein Maximal-Score von 10 erreicht werden kann. Der Cut-Off-Point für ein bestehendes Delir liegt bereits bei 2 Punkten im Gesamtscore (Gaudreau et al. 2005).

Tabelle 3.4: Die Nu-DESC (angelehnt an Gaudreau et al. 2005)

1. Disorientation:
- Verbal or behavioral manifestation of not being oriented to time or misperceiving persons in the environment.

2. Inappropriate behavior:
- Behavior inappropriate to place, person, or both.
- Examples include pulling at tubes or dressings, attempting to climb out of bed when such activity is contraindicated, etc.

3. Inappropriate communication:
- Communication inappropriate to place, person, or both.
- Examples include incoherence, non-communicativeness, nonsensical/unintelligible speech, etc.

4. Illusions and/or hallucinations:
- Seeing or hearing things that are not there, distortions of visual objects.

5. Psychomotor retardation:
- Delayed responsiveness, few or no spontaneous actions/words.
- For example, when the patient is prodded, reaction is deferred, the patient is unarousable, or both.

Scores:
- Delirium diagnosed if total score (sum of 1-5) is ≥2.
- No delirium is present if score (sum of 1-5) is <2.

Die psychometrischen Eigenschaften der Nu-DESC, welche in verschiedenen Studien getestet und ermittelt wurden, sind in Tabelle 3.5 im Detail dargelegt.

Tabelle 3.5: Psychometrische Eigenschaften der Nu-DESC

Autorenteam/Setting	Zeit	Sensitivität	Spezifität	Validität	Reliabilität
Gaudreau et al. 2005 (Allgemeinstation)	1 Min.	0.86	0.87	• Korrelation mit MDAS (r=0.67) • Korrelation mit DSM-IV-TR Diagnostik (r=0.71)	• Interne Konsistenz (α=0.9) • Interraterreliabilität (κ=0.96)
Leung et al. 2008 (Allgemeinstation)	1 Min.	0.96	0.79	• Korrelation mit CAM (r=0.52)	• Interraterreliabilität (α=0.94)
Radtke et al. 2008 (Aufwachraum)	-	0.95	0.87	-	-
Luetz et al. 2010 (Intensivstation)	-	0.83	0.81	-	• Interraterreliabilität (κ=0.79)
Radtke et al. 2010 (Allgemeinstation)	-	0.98	0.92	-	• Interraterreliabilität (κ=0.83)
Neufeld et al. 2013 (Aufwachraum)	1-2 Min.	0.29-0.32	0.92-0.96	-	• Interraterreliabilität (κ=0.93-1.0)

Zusammenfassend kann der Aussage von Gaudreau et al. (2005) hinsichtlich der Praktikabilität des Instruments zugestimmt werden, da auch andere Studien im Setting Akutkrankenhaus (Allgemeinstation und Aufwachraum) die Ausfüllzeit von 1 bis 2 Minuten bestätigt haben (Neufeld et al. 2013; Leung et al. 2008). Über die Verfügbarkeit des Instruments in anderen Sprachen gibt es in der Literatur wenig Auskunft, allerdings nutzen Leung et al. (2008) bereits eine chinesische Version der Nu-DESC.

Auf Allgemeinstationen reichen die Werte der Sensitivität von 0.86 bis 0.98 und die Werte der Spezifität von 0.79 bis 0.92 (Radtke et al. 2010; Leung et al. 2008; Gaudreau et al. 2005). Die Nu-DESC wurde im Akutkrankenhaus nicht nur auf Allgemeinstationen getestet, sondern auch auf einer Intensivstation und in Aufwachräumen. Auf der Intensivstation zeigte sich hinsichtlich der Sensitivität ein Wert von 0.83 und für die Spezifität von 0.81 (Luetz et al. 2010). In den Aufwachräumen erreichte die Nu-DESC Sensitivitätswerte von 0.29 bis 0.95 und Spezifitätswerte von 0.87 bis 0.96 (Neufeld et al. 2013; Radtke et al. 2008).

Hinsichtlich der Kriteriumsvalidität wurde die Nu-DESC mit der CAM (r=0.52), der MDAS (r=0.67) und dem DSM-IV-TR-Diagnostik (r=0.71) verglichen (Leung et al. 2008; Gaudreau et al. 2005). Die Werte der Interraterreliabilität wurden in fünf aus sechs Artikeln mit Kappa-Werten von 0.79 bis 1.0 angegeben (Neufeld et al. 2013; Luetz et al. 2010; Radtke et al. 2010; Leung et al. 2008; Gaudreau et al. 2005).

3.2.3 Delirium Observation Scale (DOS)

Das Originalinstrument, die Delirium Observation Screening (DOS) Scale wurde im Jahr 2003 in den Niederlanden von Schuurmans, Shortridge-Baggett und Duursma (2003) für das Setting Akutkrankenhaus entwickelt. Aufgrund von Folgestudien wurde die ursprünglich aus 25 Items bestehende DOS vom Autorenteam selbst auf 13 Items gekürzt. Hinsichtlich der Zielpopulation gibt das Autorenteam für die DOS „verwirrte ältere Menschen" an. Die DOS wurde speziell für Pflegepersonen entwickelt, welche keine zusätzliche Fachausbildung im Bereich Psychiatrie und Geriatrie absolviert haben. Die DOS stellt dabei kein Diagnoseinstrument dar und bedarf nach dem Screening einer zusätzlichen Diagnosesicherung. Das Autorenteam hat bei der Entwicklung besonders auf die Praktikabilität geachtet und gibt in ihrer Studie eine Ausfüllzeit von 5 Minuten an (Schuurmans, Shortridge-Baggett & Duursma 2003).

Die Skala setzt sich aus insgesamt 13 Items zusammen, welche die Pflegekräfte dabei unterstützt Erstsymptome eines Delirs frühzeitig zu erkennen (siehe Tabelle 3.6). Die Einschätzung erfolgt dabei dreimal am Tag (in jeder Schicht) und wird dichotom mit „vorhanden" oder „nicht vorhanden" beurteilt. So ergeben sich für die Skala Punktewerte von 0 bis 13. Nachdem in jeder Schicht (Frühdienst, Spätdienst, Nachtdienst, usw.) eine Einschätzung erfolgte, wird ein Tagesscore gebildet, indem der Mittelwert aus den drei Schichten errechnet wird. Als Cut-Off-Punkt für ein „wahrscheinliches Delir" gilt für die DOS ein Punktwert von 3 oder mehr (Schuurmans, Shortridge-Baggett & Duursma 2003).

Tabelle 3.6: Die DOS (angelehnt an Schuurmans, Shortridge-Baggett & Luursma 2003)

1. Dozes during conversation or activities.
2. Is easy distracted by stimuli from the environment.
3. Maintains attention to conversation or action.
4. Does not finish question or answer.
5. Gives answers which do not fit the question.
6. Reacts slowly to instructions.
7. Thinks to be somewhere else.
8. Knows which part of the day it is.
9. Remembers recent event.
10. Is picking, disorderly, restless.
11. Pulls i.v. tubes, feeding tubes, catheters etc.
12. Is easy or sudden emotional (frightened, angry, irritated)
13. Sees persons/things as somebody/something else.
Scores: • Never = 0 point • Sometimes or always = 1 point • Items 3, 8 and 9 are rated in reverse

Die psychometrischen Eigenschaften der Delirium Observation Scale, welche in unterschiedlichen Studien getestet und festgehalten wurden, sind in Tabelle 3.7 aufgelistet.

Tabelle 3.7: Psychometrische Eigenschaften der DOS

Autorenteam/Setting	Zeit	Sensitivität	Spezifität	Validität	Reliabilität
Schuurmans, Shortridge-Baggett & Duursma 2003 (Allgemeinstation)	5 Min.	0.94	0.76	• Inhaltsvalidität wurde durch 7 Delir-Experten verifiziert • Korrelation mit CAM (r=0.63) • Korrelation mit MMSE (r=0.66-0.79)	• Interne Konsistenz (α=0.96) • Interraterreliabilität (κ=0.96)
Gemert & Schurrmans 2007 (Allgemeinstation)	5 Min.	0.89	0.88	-	-
Wong et al. 2010 (Allgemeinstation)	-	0.92	0.82	-	-
Scheffer et al. 2011 (Allgemeinstation)	5 Min.	-	-	• Korrelation mit DRS-R-98 (r=0.67)	-

Zusammenfassend zeigte sich, dass die DOS hinsichtlich ihrer Zeitangabe von 5 Minuten den Angaben von Schuurmans, Shortridge-Baggett und Duursma (2003) entspricht. Auch zwei weitere Studien konnten dies bestätigen (Scheffer et al. 2011; Gemert & Schuurmans 2007). Gemert & Schuurmans (2007) haben in ihrer Vergleichsstudie zudem Pflegepersonen ausführlich zur Praktikabilität der DOS befragt. Sie konnten dabei zeigen, dass 100% (37 aus 37) der befragten Pflegekräfte jeweils der Meinung waren, dass die DOS klar, verständlich und einfach zu handhaben ist. 92% (34 aus 37) gaben an, dass es sich bei der DOS um ein praktische Instrument handelt, um die Symptome eines Delirs zu erkennen. Zudem waren 84% (31 aus 37) der Ansicht, dass die DOS einen besonderen Nutzen für die pflegerische Praxis darstellt und dementsprechend wertvoll ist (Gemert & Schuurmans 2007). Über die Verfügbarkeit der Skala in verschiedenen Sprachen und die Anwendung außerhalb der Allgemeinstation konnten in der Literatur keine Angaben gefunden werden.

Verschiedene Studien auf Allgemeinstationen im Akutkrankenhaus zeigen, dass die DOS Sensitivitätswerte von 0.82 bis 0.94 und Spezifitätswerte von 0.76 bis 0.88 aufweist (Wong et al. 2010; Gemert & Schuurmans 2007; Schuurmans, Shortridge-Baggett & Duursma 2003).

Schuurmans, Shortridge-Baggett und Duursma (2003) machen in ihrer Validierungsstudie auch Angaben zur Validität. Die Inhaltsvalidität der einzelnen Items wurde dabei durch sieben Fachexperten auf dem Gebiet Delir überprüft und bestätigt. In Bezug auf die Kriteriumsvalidität und hier im speziellen der Übereinstimmungsvalidität zeigten die Korrelationen mit der CAM Werte von 0.63 und dem MMSE Werte von 0.66 bis 0.79. Mit einem Cronbach-Alpha von 0.96 verfügt die DOS darüber hinaus über eine hohe interne Konsistenz (Schuurmans, Shortridge-Baggett & Duursma 2003).

3.2.4 Intensive Care Delirium Screening Checklist (ICDSC)

Die Intensive Care Delirium Screening Checklist wurde von Bergeron et al. (2001) in Kanada entwickelt. Die ICDSC wurde für Pflegepersonal auf Intensivstationen erstellt, welche keine zusätzliche Spezialisierung im Bereich Delir besitzen. Das Autorenteam gibt als Zeitaufwand für die Einschätzung 7 bis 10 Minuten an (Bergeron et al. 2001).

Tabelle 3.8: Die ICDSC (angelehnt an Bergeron et al. 2001)

---

1. Altered level of consciousness:

- **A/B:** No response (A) or the need for vigorous stimulation (B) in order to obtain any response signified a severe alteration in the level of consciousness precluding evaluation. If there is coma (A) or stupor (B) most of the time period then a dash (–) is entered, and there is no further evaluation during that period.
- **C:** Drowsiness or requirement of a mild to moderate stimulation for a response implies an altered level of consciousness and scores 1 point.
- **D:** Wakefulness or sleeping state that could easily be aroused is considered normal and scores no point.
- **E:** Hypervigilance is rated as an abnormal level of consciousness and scores 1 point.

Tabelle 3.8: Die ICDSC (angelehnt an Bergeron et al. 2001)

2. Inattention:
- Difficulty in following a conversation or instructions.
- Easily distracted by external stimuli.
- Difficulty in shifting focuses.
- Any of these scores 1 point.

3. Disorientation:
- Any obvious mistake in time, place, or person scores 1 point.

4. Hallucination, delusion or psychosis:
- The unequivocal clinical manifestation of hallucination or of behavior probably due to hallucination (e.g., trying to catch a nonexistent object) or delusion.
- Gross impairment in reality testing.
- Any of these scores 1 point.

5. Psychomotor agitation or retardation:
- Hyperactivity requiring the use of additional sedative drugs or restraints in order to control potential danger to oneself or others (e.g., pulling out intravenous lines, hitting staff).
- Hypoactivity or clinically noticeable psychomotor slowing.
- Any of these scores 1 point.

6. Inappropriate speech or mood:
- Inappropriate, disorganized or incoherent speech.
- Inappropriate display of emotion related to events or situation.
- Any of these scores 1 point.

7. Sleep/wake cycle disturbance:
- Sleeping less than 4 h or waking frequently at night (do not consider wakefulness initiated by medical staff or loud environment).
- Sleeping during most of the day.
- Any of these scores 1 point.

8. Symptom fluctuation:
- Fluctuation in the manifestation of any item or symptom over 24 h (e.g., from one shift to another) scores 1 point.

Scores:
- Obvious manifestation of an item = 1 point
- No manifestation of an item or no assessment possible = 0 point

Die ICDSC besteht aus acht Items mit detaillierten Hinweisen zur Vergabe von entweder 0 oder 1 Punkt (siehe Tabelle 3.8). Die Items sind „Aufmerksamkeit/Orientie-
rung", „Halluzinationen", „Bewusstseinszustand", „Psychomotorische Erregbarkeit",
„Veränderungen in Sprache und Verhalten", „Schlaf-Wach-Zyklus" und „Symptom-
fluktuation". Die Einschätzung erfolgt einmal täglich, wobei das Verhalten des Patienten oder der Patientin über 24 Stunden beobachtet und erst im Anschluss die
Skala ausgefüllt wird. Auf diese Weise können Punktewerte zwischen 0 und 8 Punkten erreicht werden. Für die ICDSC gilt ein Cut-Off-Wert von 4 Punkten, welcher
einen Hinweis auf ein mögliches Delir gibt und somit eine weiterführenden Diagnosesicherung erfordert (Bergeron et al. 2001). Gusmao-Flores et al. (2011) geben in
ihrer Studie an, dass die ICDSC darüber hinaus auch in der Lage ist den Schweregrad eines Delirs einzuschätzen. Dabei gehen hohe Punktwerte im Gesamtscore
mit dem Schweregrad des Delirs einher (Gusmao-Flores et al. 2011).

Die psychometrischen Eigenschaften der ICDSC, welche in mehreren Studien getestet und ermittelt wurden, sind in Tabelle 3.9 dargestellt.

Tabelle 3.9: Psychometrische Eigenschaften der ICDSC

Autorenteam/Setting	Zeit	Sensitivität	Spezifität	Validität	Reliabilität
Bergeron et al. 2001 (Intensivstation)	7 Min.	0.99	0.64	-	• Interraterreliabili-tät (κ=0.94)
van Eijk et al. 2009 (Intensivstation)	-	0.43	0.95	-	-
Gusmao-Flores et al. 2011 (Intensivstation)	-	0.96	0.72	-	-
Tomasi et al. 2011 (Intensivstation)	-	-	-	• Korrelation mit CAM-ICU (κ=0.55)	-
Gusmao-Flores et al. 2012 (Intensivstation)	-	0.74	0.82	-	-

Zusammenfassend zeigt sich, dass die ICDSC in den vorliegenden Studien vorrangig auf Sensitivität und Spezifität getestet wurde. Hier liegen Sensitivitätswerte zwischen 0.43 und 0.99. Für die Spezifität wurden Werte von 0.64 bis 0.95 erreicht (Gusmao-Flores et al. 2012; Gusmao-Flores et al. 2011; van Eijk et al. 2009; Bergeron et al. 2001).

Zur Ausfüllzeit gibt es nur wenig Hinweise, welche Zeitangaben von 7 bis 10 Minuten (Bergeron et al. 2001) verzeichnen. Über die Verfügbarkeit der Skala in verschiedenen Sprachen zeigte sich, dass die ICDSC in Englisch, Portugiesisch und Niederländisch erhältlich ist (Gusmao-Flores et al. 2011; van Eijk et al. 2009; Bergeron et al. 2001).

Wie bereits erwähnt liegen kaum Ergebnisse zu Validität und Reliabilität vor. Tomasi et al. (2011) geben in ihrer Studie im Hinblick auf die Kriteriumsvalidität eine Korrelation mit der CAM-ICU in der Höhe von κ=0.55 an. In Bezug auf die Interraterreliabilität geben Bergeron et al. (2001) einen Wert von r=0.94 an.

3.3 Assessmentinstrumente

Ein Assessment stellt eine „Einschätzung" dar. Diese Form der Einschätzung ist jedoch nicht mit der im Sinne eines ersten Eindrucks zu verwechseln. Ein Assessment ist eine zielgerichtete Einschätzung und kann aktiv zur Planung und Umsetzung von Maßnahmen herangezogen werden. Somit ist ein Assessmentverfahren ein Prozess, welcher eine Grobeinschätzung, eine Schlussfolgerung in Form einer Diagnose oder eine konkrete Einstufung zum Ergebnis hat. Dieser Prozess wird daher von mehreren kleineren Tests begleitet, welche die Einschätzung und Einstufung erleichtern und konkretisieren sollen. Die Anwendung von Assessmentinstrumenten ist daher meist zeitaufwendiger als der Einsatz von Screeningverfahren und bedarf wesentlich intensiverer Schulung der Anwender und Anwenderinnen (Reuschenbach & Mahler 2011).

3.3.1 Confusion Assessment Method (CAM)

Die CAM ist ein Assessment-Instrument, welches im Jahr 1990 von Inouye et al. in den USA entwickelt wurde. Ursprünglich war die CAM für nicht psychiatrisch ausgebildete Ärzte und Ärztinnen gedacht, wurde in den letzten Jahren jedoch auch vermehrt durch Pflegepersonal verwendet und evaluiert. Hinsichtlich der Ausfüllzeit gibt das Autorenteam 5 Minuten an (Inouye et al. 1990).

Tabelle 3.10: Der CAM Diagnose Algorithmus (angelehnt an Inouye et al. 1990)

1. Acute onset or fluctuating course: Usually obtained from a family member or a nurse and is supported by positive answers to the following questions: • (a) Is there an acute change from the patient's baseline? • (b) Did the abnormal behavior fluctuate during the day?
2. Inattention: Demonstrated by a positive answer to these questions: • (a) Did the patient have difficulty focusing attention? • (b) Was the patient easily distractable? • (c) Was it difficult for the patient to keep track of what was being said?
3. Disorganized thinking: Supported by a positive response to the following questions: • (a) Was the patient's thinking incoherent (i.e., rambling, irrelevant conversation, unclear or illogical flow of ideas)? • (b) Was the patient switching from subject to subject unpredictably?
4. Altered level of consciousness: Demonstrated by the absence of the answer "alert" to the following question. Do you rate this patient's overall level of consciousness as: • (a) alert – normal • (b) vigilant – hyperalert • (c) lethargic – drowsy, easily aroused • (d) stuporous – difficult to arouse • (e) comatose – unarousable
The diagnosis of delirium as determined by CAM requires: • the presence of 1 and 2 • and the presence of either 3 or 4

Das Instrument selbst besteht aus zwei Abschnitten. Der erste setzt sich aus neun Items zusammen, um ein Delir zu erkennen. Die Items sind „Akuter Beginn/Fluktuierender Verlauf", „Aufmerksamkeitsstörungen", „Denkstörungen", „Bewusstseinsveränderung", „Desorientierung", „Erinnerungslücken", „Wahrnehmungsstörungen", „psychomotorische Erregbarkeit/Verzögerung" und „veränderter Schlaf-Wach-Zyklus". Der zweite Abschnitt stellt einen Diagnose-Algorithmus dar, welcher aus vier Dimensionen besteht, die mit „Ja" oder „Nein" beantwortet werden können (siehe Tabelle 3.10). Die Dimensionen des Algorithmus sind „Akuter Beginn/Fluktuierender Verlauf", „Aufmerksamkeitsstörungen", „Denkstörungen" und „Bewusstseinsveränderung". Um die Diagnose Delir stellen zu können, müssen die ersten beiden Dimensionen plus entweder die dritte oder die vierte mit „Ja" beantwortet werden (Inouye et al. 1990).

Die psychometrischen Eigenschaften der CAM, welche in verschiedenen Studien getestet und ermittelt wurden, sind in Tabelle 3.11 ausführlich dargelegt.

Zusammenfassend zeigt sich, dass die CAM bereits in mehreren verschiedenen Studien zur Anwendung kam und in verschiedenen Fachbereichen des Settings Akutkrankenhaus (Allgemeinstation, Notaufnahme, Aufwachraum) getestet wurde (Wong et al. 2010; Ryan et al. 2009; Leung et al. 2008; Radtke et al. 2008; Gaudreau et al. 2005; Laurila et al. 2002; Rolfson et al. 1999; Zou et al. 1998; Pompei et al. 1995; Rockwood et al. 1994; Inouye et al. 1990). Hinsichtlich der Praktikabilität und der angegebenen Ausfüllzeit von 5 Minuten, kann jedoch nur auf die Originalarbeit von Inouye et al. (1990) zurückgegriffen werden. In anderen Studien wird die Praktikabilität lediglich in Worten ausgedrückt und die CAM als „leicht und schnell" durchführbares Instrument bezeichnet (Gaudreau et al. 2005; Laurila et al. 2002; Zou et al. 1998).

Auf Allgemeinstationen reichen die Werte der Sensitivität von 0.13 bis 1.0 und die Werte der Spezifität von 0.63 bis 1.0 (Wong et al. 2010; Ryan et al. 2009; Leung et al. 2008; Gaudreau et al. 2005; Laurila et al. 2002; Rolfson et al. 1999; Pompei et al. 1995; Rockwood et al. 1994; Inouye et al. 1990). In der Notaufnahme geben Zou et al. (1998) einen Sensitivitätswert von 0.89 und einen Spezifitätswert von 1.0 an.

Für den Aufwachraum liefern Radtke et al. (2008) einen Sensitivitätswert von 0.43 und einen Spezifitätswert von 0.98.

Tabelle 3.11: Psychometrische Eigenschaften der CAM

Autorenteam/Setting	Zeit	Sensitivität	Spezifität	Validität	Reliabilität
Inouye et al. 1990 (Allgemeinstation)	5 Min.	0.94-1.0	0.90-0.95	• Inhaltsvalidität durch Expertengruppe festgestellt • Korrelation mit MMSE (k=0.64)	• Interraterreliabilität (κ=0.81-1.0)
Rockwood et al. 1994 (Allgemeinstation)	-	0.68	0.97	-	-
Pompei et al. 1995 (Allgemeinstation)	-	0.46	0.92	-	-
Zou et al. 1998 (Notaufnahme)	-	0.89	1.0	-	• Interraterreliabilität (κ=0.86)
Rolfson et al. 1999 (Allgemeinstation)	-	0.13	1.0	-	-
Laurila et al. 2002 (Allgemeinstation)	-	0.81-0.86	0.63-0.84	-	-
Gaudreau et al. 2005 (Allgemeinstation)	-	0.98	0.95	-	-
Leung et al. 2008 (Allgemeinstation)	-	0.76	1.0	• Korrelation mit Nu-DESC (κ=0.52)	-
Radtke et al. 2008 (Aufwachraum)	-	0.43	0.98	-	-

Tabelle 3.11: Psychometrische Eigenschaften der CAM

Autorenteam/Setting	Zeit	Sensitivität	Spezifität	Validität	Reliabilität
Ryan et al. 2009 (Allgemeinstation)	-	0.88	0.99	-	-
Wong et al. 2010 (Allgemeinstation, Notaufnahme)	-	0.86	0.93	-	-

Für die Kriteriumsvalidität wurde die CAM mit dem MMSE korreliert und erreichte dabei einen Wert von k=0.64 (Inouye et al. 1990). Leung et al. (2008) geben in ihrer Arbeit bei der Korrelation mit der Nu-DESC einen Wert von κ=0.52 an. In Bezug auf die Interraterreliabilität sind Werte von 0.81 bis 1.0 für die CAM bekannt (Zou et al. 1998; Inouye et al. 1990). Zur sprachlichen Verfügbarkeit wird erwähnt, dass die englischsprachige CAM mittlerweile in mehr als zehn verschiedene Sprachen übersetzt wurde, darunter Französisch, Deutsch, Chinesisch und Tschechisch (Wei et al. 2008).

3.3.2 Confusion Assessment Method ICU (CAM-ICU)

Die CAM-ICU wurde im Jahr 2001 in den USA von Ely et al. (2001a) auf Basis der CAM erstellt. Grund dafür war die Notwendigkeit eines Diagnoseinstruments für Delir speziell für maschinell beatmete Patienten und Patientinnen, mit welchen keine verbale Kommunikation möglich ist. Daher wurde der diagnostische Algorithmus der CAM (Inouye et al. 1990) übernommen und mit kleinen und schnell durchzuführenden Tests ergänzt, bei welchen der/die Betroffene nicht sprechen muss. Darüber hinaus besteht die Möglichkeit die CAM-ICU für Menschen mit Seh- und Hörstörungen anzupassen (unter Verwendung von speziell entwickelten Bildersammlungen). Das Instrument kann dabei sowohl von medizinischem als auch pflegerischem Personal nach minimalem Training verwendet werden. Die Erhebung sollte dabei in jeder Schicht, zumindest aber einmal innerhalb von 24 Stunden, erfolgen. Die Erhebungsdauer geben Ely et al. mit etwa 2 Minuten an. Als Zielpopulation werden alle „älteren Erwachsenen" auf der Intensivstation genannt (Ely et al. 2001a).

Das Diagnoseverfahren der CAM-ICU verläuft dabei in zwei separaten Stufen. Im ersten Schritt muss der Sedierungsgrad des Patienten oder der Patienten mithilfe eines eigenständigen Instruments eingeschätzt werden. Ely et al. (2001a) empfehlen in diesem Zusammenhang die Richmond Agitation-Sedation Scale (RASS) oder die Glasgow Coma Scale (GCS). Um mit dem zweiten Schritt fortfahren zu können, ist es von Bedeutung, dass der/die Betroffene verbal stimulierbar ist, also auf Ansprache reagieren kann. Der zweite Schritt, die CAM-ICU selbst, setzt sich aus vier Dimensionen zusammen, welche mit „Ja" oder „Nein" beantwortet werden können (siehe Tabelle 3.12).

Tabelle 3.12: Der CAM-ICU Diagnose Algorithmus (angelehnt an Ely et al. 2001a)

1. Acute onset or fluctuating course:
• A. Is there evidence of an acute change in mental status from the baseline?
• B. Or, did the (abnormal) behavior fluctuate during the past 24 hours, that is, tend to come and go or increase and decrease in severity as evidenced by fluctuations on the Richmond Agitation Sedation Scale (RASS) or the Glasgow Coma Scale?
2. Inattention:
Did the patient have difficulty focusing attention as evidenced by a score of less than 8 correct answers on either the visual or auditory components of the Attention Screening Examination (ASE)?
3. Disorganized thinking:
Is there evidence of disorganized or incoherent thinking as evidenced by incorrect answers to three or more of the 4 questions and inability to follow the commands?
Questions:
• 1. Will a stone float on water?
• 2. Are there fish in the sea?
• 3. Does 1 pound weigh more than 2 pounds?
• 4. Can you use a hammer to pound a nail?
Commands:
• 1. Are you having unclear thinking?
• 2. Hold up this many fingers. (Examiner holds 2 fingers in front of the patient.)
• 3. Now do the same thing with the other hand (without holding the 2 fingers in front of the patient). (If the patient is already extubated from the ventilator, determine whether the patient's thinking is disorganized or incoherent, such as rambling or irrelevant conversation, unclear or illogical flow of ideas, or unpredictable switching from subject to subject.)

Tabelle 3.12: Der CAM-ICU Diagnose Algorithmus (angelehnt an Ely et al. 2001a)

---

4. Altered level of consciousness:
Is the patient's level of consciousness anything other than alert, such as being vigilant or lethargic or in a stupor or coma?

- alert: spontaneously fully aware of environment and interacts appropriately
- vigilant: hyperalert
- lethargic: drowsy but easily aroused, unaware of some elements in the environment or not spontaneously interacting with the interviewer; becomes fully aware and appropriately interactive when prodded minimally
- stupor: difficult to arouse, unaware of some or all elements in the environment or not spontaneously interacting with the interviewer; becomes incompletely aware when prodded strongly; can be aroused only by vigorous and repeated stimuli and as soon as the stimulus ceases, stuporous subject lapses back into unresponsive state
- coma: unarousable, unaware of all elements in the environment with no spontaneous interaction or awareness of the interviewer so that the interview is impossible even with maximal prodding

The diagnosis of delirium as determined by CAM-ICU requires:
- the presence of 1 and 2
- and the presence of either 3 or 4

Die Dimensionen entsprechen der CAM und sind folglich „Akuter Beginn/Fluktuierender Verlauf", „Aufmerksamkeitsstörungen", „Denkstörungen" und „Bewusstseinsveränderung". Um die Diagnose Delir stellen zu können, müssen die ersten beiden Dimensionen plus entweder die dritte oder die vierte mit „Ja" beantwortet werden (Ely et al. 2001a).

Die psychometrischen Eigenschaften der CAM-ICU, welche in unterschiedlichen Studien getestet und festgehalten wurden, sind in Tabelle 3.13 im Detail gegenübergestellt.

Tabelle 3.13: Psychometrische Eigenschaften der CAM-ICU

Autorenteam/Setting	Zeit	Sensitivität	Spezifität	Validität	Reliabilität
Ely et al. 2001a (Intensivstation)	1-2 Min.	0.93-1.0	0.98-1.0	• Inhaltsvalidität durch Literaturrecherche und Delir-Experten verifiziert	• Interraterreliabilität (κ=0.96)
Ely et al. 2001b (Intensivstation)	1-2 Min.	0.95-0.96	0.93	• Diagnostische Genauigkeit mit DSM-IV: (0.98)	• Interraterreliabilität (κ=0.60)

Tabelle 3.13: Psychometrische Eigenschaften der CAM-ICU

Autorenteam/Setting	Zeit	Sensitivität	Spezifität	Validität	Reliabilität
McNicoll et al. 2003 (Intensivstation)	-	0.73	1.0	-	• Interraterreliabilität (κ=0.64)
Lin et al. 2004 (Intensivstation)	-	0.91-0.95	0.98	-	• Interraterreliabilität (κ=0.96)
Pun et al. 2005 (Intensivstation)	-	-	-	-	• Interraterreliabilität (κ=0.75-0.92)
Plaschke et al. 2008 (Intensivstation)	-	-	-	• Korrelation mit ICDSC (κ=0.80)	-
van Eijk et al. 2009 (Intensivstation)	-	0.64	0.88	-	-
Luetz et al. 2010 (Intensivstation)	-	0.79	0.97	-	-
van Eijk et al. 2011 (Intensivstation)	-	0.47	0.98	-	-
Gusmao-Flores et al. 2011 (Intensivstation)	-	0.73	0.96	-	-
Tomasi et al. 2011 (Intensivstation)	2-5 Min.	-	-	• Korrelation mit ICDSC (κ=0.55)	-
Gusmao-Flores et al. 2012 (Intensivstation)	-	0.80	0.96	-	-

Zusammenfassend zeigt sich, dass die CAM-ICU bereits in mehreren Studien verwendet und getestet wurde (Gusmao-Flores et al. 2012; van Eijk et al. 2011; Gusmao-Flores et al. 2011; Tomasi et al. 2011; Luetz et al. 2010; van Eijk et al. 2009; Plaschke et al. 2008; Pun et al. 2005; Lin et al. 2004; McNicoll et al. 2003; Ely et al. 2001a; Ely et al. 2001b). Die Praktikabilität, dargestellt durch die Ausfüllzeit, wird bei Ely et al. (2001a; 2001b) jeweils mit etwa 2 Minuten angegeben. Einzig Tomasi et al. (2011) gaben in ihrer Arbeit konkrete Zahlenwerte von 2 bis 5 Minuten an. Die übrigen Arbeiten gingen auf dieses Gütekriterium entweder nicht im Detail ein oder drückten dieses lediglich mit Worten („rasch durchführbar", „schnell", usw.) aus (Gusmao-Flores et al. 2012; van Eijk et al. 2011; Gusmao-Flores et al. 2011; Luetz et al. 2010; van Eijk et al. 2009; Plaschke et al. 2008; Pun et al. 2005; Lin et al. 2004; McNicoll et al. 2003).

Die Sensitivität und Spezifität der CAM-ICU wird in neun von zwölf Studien angegeben. Die Sensitivitätswerte reichen dabei von 0.47 bis 1.0 und die Spezifitätswerte von 0.88 bis 1.0 (Gusmao-Flores et al. 2012; van Eijk et al. 2011; Gusmao-Flores et al. 2011; Luetz et al. 2010; van Eijk et al. 2009; Lin et al. 2004; McNicoll et al. 2003; Ely et al. 2001a; Ely et al. 2001b).
Die Inhaltsvalidität wurde durch Ely et al. (2001a) anhand einer Literaturrecherche und der Kooperation mit mehreren Delir-Experten und Expertinnen verifiziert. Für die Kriteriumsvalidität wurde die CAM-ICU mit dem ICDSC korreliert und erreichte dabei Werte von $\kappa=0.55$ (Tomasi et al. 2011) und $\kappa=0.80$ (Plaschke et al. 2008). Zusätzlich geben Ely et al. (2001b) eine diagnostische Genauigkeit mit den Delirkriterien der DSM-IV von 0.98 an.

Die Interraterreliabilität wurde in insgesamt fünf von zwölf Studien in Form von Kappa-Werten angegeben. Die Werte reichten dabei von 0.60 bis 0.96 und beziehen sich auf Pflegepersonal als eingesetzte Rater (Pun et al. 2005; Lin et al. 2004; McNicoll et al. 2003; Ely et al. 2001a; Ely et al. 2001b).

Die CAM-ICU ist laut mehreren Studien in mehr als zehn verschiedenen Sprachen verfügbar, darunter Englisch, Spanisch, Deutsch, Portugiesisch, Tschechisch, Koreanisch, Chinesisch, Thailändisch, Niederländisch, Schwedisch und Griechisch (Gusmao-Flores et al. 2012; van Eijk et al. 2011; van Eijk et al. 2009).

3.3.3 Clinical Assessment of Confusion A (CAC-A)

Das Clinical Assessment of Confusion, kurz CAC-A, wurde im Jahr 1990 in den USA von Vermeersch aus dem CAC-B (58 Items; 1988) zur Feststellung eines Delirs, der jeweiligen Delirform sowie zur Einschätzung des Schweregrades entwickelt. Als bevorzugte Anwendergruppe werden Pflegepersonen genannt (Vermeersch 1990).

Das CAC-A ist eine Checkliste, welche sich aus fünf Dimensionen mit insgesamt 25 Items zusammensetzt. Die fünf Dimensionen sind „Bewusstsein", „allgemeines Verhalten", „motorische Reaktion", „Orientierung" und „psychotisch-neurotisches Verhalten". Dabei gilt, dass das Vorkommen der einzelnen Verhaltensweisen mit „vorhanden" oder „nicht-vorhanden" bewertet wird. In diesem Zusammenhang werden pro Item Punkte vergeben, welche durch die Autorin unterschiedlich gewichtet wurden (siehe Tabelle 3.14). Je mehr Verhaltensweisen vorhanden sind, desto schwerer das Delir (Vermeersch 1990).

Tabelle 3.14: Das CAC-A (angelehnt an Vermeersch 1990)

Cognition (max. 13 points):
1. extreme forgetfulness (4 points)
2. forgetful (3 points)
3. decreased ability to concentrate (3 points)
4. altered conceptualization (nonsense speech) (3 points)

General Behaviour (max. 23 points):
5. noisy (3 points)
6. not recognizing limitations of illness (pulling tubes, getting out of bed) (3 points)
7. restlessness (3 points)
8. difficulty relating to others (3 points)
9. antagonistic (3 points)
10. withdrawn (2 points)
11. irritability (2 points)
12. demanding (2 points)
13. apathy (2 points)

Motor Activity (max. 13 points):
14. speech slurred (3 points)
15. altered voluntary motor response (3 points)
16. absence of any meaningful response (3 points)
17. altered involuntary motor response (2 points)
18. little body movement (2 points)

Orientation (max. 12 points):
19. no idea of place (4 points)
20. calling people from past (4 points)
21. calls someone known to him/her by another name (4 points)

Tabelle 3.14: Das CAC-A (angelehnt an Vermeersch 1990)

Psychotic/Neurotic Behaviours (max. 16 points):
22. delusional (4 points)
23. paranoid ideation (4 points)
24. talking to people not actually present (4 points)
25. behaviour regressed,repulsive,and/or repetitive (4 points)

Scores:
- maximum = 77 points
- possible confusion = 2-8 points
- mild confusion = 9-14 points
- moderate confusion = 15-24 points
- moderate to severe confusion ≥ 28 points

Insgesamt können auf diesem Weg 0 bis maximal 77 Punkte vergeben werden. Eine Punktezahl von 2 bis 8 lässt dabei auf ein „mögliches Delir" schließen. Gesamtergebnisse zwischen 9 und 14 gehen mit einem „milden Delir" einher. Werte zwischen 15 und 24 bedeuten, dass der/die Betroffene ein „moderates Delir" aufweist. Punktwerte ab 28 deuten auf ein „moderates bis schweres Delir" hin (Vermeersch 1990).

Die psychometrischen Eigenschaften des CAC-A, welche in verschiedenen Studien getestet und ermittelt wurden, sind in Tabelle 3.15 dargelegt.

Tabelle 3.15: Psychometrische Eigenschaften des CAC-A

Autorenteam/Setting	Zeit	Sensitivität	Spezifität	Validität	Reliabilität
Vermeersch 1990 (Allgemeinstation)	<5 Min.	0.65	0.79	• Inhaltsvalidität wurde durch Literaturrecherche und Pflegepersonen verifiziert	• Interraterreliabilität (κ=0.88)
Pompei et al. 1995 (Allgemeinstation)	-	0.36	0.95	-	-
Cacchione 2002 (Langzeitpflege)	-	0.37	0.93	• Korrelation mit VAS-C (κ=0.81)	• Interne Konsistenz (α=0.80) • Interraterreliabilität (κ=0.88)

Zusammenfassend zeigt sich, dass das CAC-A nur in wenigen Studien angewandt und getestet wurde (Cacchione 2002; Pompei et al. 1995; Vermeersch 1990). Hinsichtlich der Praktikabilität kann lediglich auf die Originalarbeit von Vermeersch aus dem Jahr 1990 zurückgegriffen werden, die eine Ausfüllzeit von unter 5 Minuten angab. In derselben Studie bezeichneten die Anwender und Anwenderinnen (study nurses) das Instrument als „einfach zu handhaben" und „leicht zu erlernen" (Vermeersch 1990).

In Bezug auf die Sensitivität und Spezifität geben alle drei eingeschlossenen Volltexte Werte an. Die Sensitivitätswerte reichen dabei von 0.36 bis 0.65 und die Spezifitätswerte von 0.79 bis 0.95 (Cacchione 2002; Pompei et al. 1995; Vermeersch 1990). Die Inhaltsvalidität wurde durch Vermeersch (1990) anhand einer Literaturrecherche und einer Befragung von Pflegepersonal verifiziert. Für die Kriteriumsvalidität wurde die CAC-A mit der Visual Analoge Scale of Confusion (VAS-C) korreliert und erreichte einen Wert von $\kappa=0.81$ (Cacchione 2002).

Als Gütekriterium der Reliabilität wurde von Cacchione (2002) die interne Konsistenz mit einem Cronbach-Alpha von 0.80 angegeben. Die Interraterreliabilität wurde in zwei aus drei Studien mit einem Wert von 0.88 angegeben (Cacchione 2002; Vermeersch 1990). Zur Verfügbarkeit des Instruments in anderen Sprachen konnte keine Information in der Literatur angefunden werden.

3.4 Zusammenfassung des Ergebnisteils

Wie zu Beginn des Ergebnisteils bereits erwähnt, dient dieser Abschnitt der Arbeit der Zusammenfassung und der Übersichtsdarstellung der psychometrischen Eigenschaften aller Instrumente. Dies soll die zentralen Ergebnisse zusammenfassen und den Ausgangspunkt für die Diskussion bilden (siehe Tabelle 3.16).

Tabelle 3.16: Psychometrische Eigenschaften aller Instrumente im Überblick

Instrument	Zeit	Sensitivität	Spezifität	Validität	Reliabilität
NEECHAM (Screening)	8-10 Min.	0.87-1.0	0.75-1.0	• Korrelation mit MMSE (r=0.87) • Korrelation mit DSM-III-R Diagnostik (r=0.54-0.70) • Korrelation mit DSM-IV-TR diagnostik (r=0.68)	• Interne Konsistenz (α=0.88-0.90) • Interraterreliabilität (κ=0.60-0.96)
Nu-DESC (Screening)	1-2 Min.	0.29-0.98	0.79-0.96	• Korrelation mit MDAS (r=0.67) • Korrelation mit CAM (r=0.52) • Korrelation mit DSM-IV-TR diagnostik (r=0.71)	• Interne Konsistenz (α=0.90) • Interraterreliabilität (κ=0.79-1.0) • Interraterreliabilität (α=0.94)
DOS (Screening)	5 Min.	0.89-0.94	0.76-0.88	• Inhaltsvalidität wurde durch 7 Delir-Experten verifiziert • Korrelation mit CAM (r=0.63) • Korrelation mit MMSE (r=0.66-0.79) • Korrelation mit DRS-R-98 (r=0.67)	• Interne Konsistenz (α=0.96) • Interraterreliabilität (κ=0.96)
ICDSC (Screening)	1-7 Min.	0.43-0.99	0.64-0.95	• Korrelation mit CAM-ICU (κ=0.55)	• Interraterreliabilität (κ=0.94)
CAM (Assessment)	5 Min.	0.13-1.0	0.63-1.0	• Korrelation mit MMSE (k=0.64) • Korrelation mit Nu-DESC (κ=0.52)	• Interraterreliabilität (κ=0.81-1.0)
CAM-ICU (Assessment)	1-5 Min.	0.47-1.0	0.88-1.0	• Inhaltsvalidität durch Literaturrecherche und Delir-Experten verifiziert • Diagnostische Genauigkeit mit DSM-IV: (0.98)	• Interraterreliabilität (κ=0.60-0.96)

Tabelle 3.16: Psychometrische Eigenschaften aller Instrumente im Überblick

Instrument	Zeit	Sensitivität	Spezifität	Validität	Reliabilität
				• Korrelation mit ICDSC (κ=0.55-0.80)	
CAC-A (Assessment)	<5 Min.	0.36-0.65	0.79-0.95	• Inhaltsvalidität durch Literaturrecherche und Pflegepersonen verifiziert • Korrelation mit VAS-C (κ=0.81)	• Interne Konsistenz (α=0.80) • Interraterreliabilität (κ=0.88)

4. Diskussion

Die vorliegende Arbeit hatte zum Ziel Screening- und Assessmentinstrumente zur systematischen Erfassung und Erkennung von Delirien zu identifizieren und hinsichtlich ihrer psychometrischen Eigenschaften zu vergleichen. Dafür wurde eine systematische Literaturübersicht durchgeführt. Nachfolgend werden die Studiencharakteristika, die Studienergebnisse, die Qualität der Studien, die Limitationen sowie die Implikationen für Theorie, Praxis und zukünftige Forschung angeführt und diskutiert.

4.1 Studiencharakteristika

In diese Literaturübersicht wurden insgesamt 36 Studien einbezogen, welche in den Jahren 1990 bis 2014 veröffentlicht wurden. Es kann festgestellt werden, dass das Thema Delir bereits in den frühen Neunzigern als Pflegeproblem erkannt und wissenschaftlich behandelt wurde. Im Zeitraum von 1990 bis 2009 wurden zahlreiche Instrumente entwickelt, welche auch in dieser Arbeit vorgestellt wurden. Auffällig ist hier, dass ab dem Jahr 2010 keine neuen Instrumente speziell für den Pflegebereich dazugekommen sind.

Wenn man im Vergleich dazu die Zahl der Veröffentlichungen ansieht, welche eines dieser Instrumente bearbeiteten, so zeigt sich, dass gerade im Zeitraum 2005 bis 2014 am meisten publiziert wurde. Ein Grund dafür kann sein, dass viele Autoren und Autorinnen in ihren Arbeiten festgestellt haben, dass es bereits eine Vielzahl von verschiedenen Instrumenten, aber nur wenig umfassende Validierungsstudien gibt. In mehreren Studien findet sich der Hinweis, dass das Ziel zukünftiger Forschung nicht in der Entwicklung neuer Instrumente, sondern in der umfassenden Validierung bereits vorhandener Instrumente liegen soll (Grover & Kate 2012; Adamis et al. 2010; van Rompaey et al. 2008; Devlin et al. 2007; Schuurmans et al. 2003).

Hinsichtlich der Ursprungsländer der einzelnen eingeschlossenen Instrumente lässt sich sagen, dass die meisten (6 aus 7) im nordamerikanischen Raum (USA und Kanada) entwickelt wurden. Lediglich ein Instrument wurde in Europa (Niederlande) erstellt und getestet.

Im Vergleich dazu zeigt die Übersicht aller eingeschlossenen Studien und ihrer Durchführungsländer, dass die Instrumente vor allem in nordamerikanischen und europäischen Raum (jeweils 15 aus 36) zum Einsatz kommen. In Österreich wurde bislang noch keine Studie zu diesem Thema veröffentlicht. Ein Grund dafür könnte sein, dass die Pflegewissenschaft in Österreich noch eine vergleichbar junge Geschichte hat und es an Pflegeforschern und -forscherinnen sowie finanziellen Ressourcen fehlt, um diese Thematik wissenschaftlich aufzuarbeiten. Weiteres ist anzumerken, dass das Pflegeproblem Delir auch innerhalb der Berufsgruppe noch weitgehend unterrepräsentiert ist. Dies zeigt sich an den fehlenden Fortbildungen, Kongressbeiträgen und auch daran, dass das Delir auch nicht in der Europäischen Pflegequalitätserhebung systematisch erhoben wird.

In Bezug auf das Ursprungssetting zeigt sich deutlich, dass die meisten eingeschlossenen Instrumente für den Akutpflegebereich und hier im Speziellen für Allgemeinstationen (5 aus 7) entwickelt wurden. Nur zwei Instrumente wurden im Besonderen für die Intensivstation erstellt. Im Vergleich dazu stehen jedoch die zahlreichen publizierten Studien. Betrachtet man hier das jeweilige Durchführungssetting so fällt auf, dass die meisten Studien auf Intensivstationen durchgeführt wurden. Dies spiegelt jedoch die in der Einleitung bereits beschriebene Wichtigkeit und Häufigkeit (Prävalenzraten von 70 bis 87%) der Thematik in diesem speziellen Pflegebereich wieder (National Institute for Health and Clinical Excellence 2010; Inouye 2006; Siddiqi, House & Holmes 2006).

Weiteres fällt auf, dass der Langzeitpflegebereich stark unterrepräsentiert ist. Lediglich eine Studie wählte dieses Setting als Durchführungsort. Ein Grund dafür könnte sein, dass die Symptome des Delirs sehr häufig mit denen einer Demenz oder Depression verwechselt werden. Somit ist es nicht verwunderlich, dass das Delir im Langzeitpflegebereich nicht bewusst thematisiert wird (Bickel 2007; Lindesay, Rockwood & MacDonald 2002; Fann 2000).

Um aussagekräftige Ergebnisse zu erhalten, welche auch entsprechend genrealisierbar sind, bedarf es einer angemessenen Stichprobengröße (Polit & Beck 2012). Betrachtet man die Stichprobengrößen der einzelnen eingeschlossenen Studien, so wird deutlich, dass insgesamt 31 Studien eine Stichprobe von 32 bis 250 Probanden und Probandinnen aufwiesen. Lediglich sieben Studien verfügten über eine Stichprobe, welche mehr als 250 Teilnehmende einschlossen. Die Angemessenheit der Stichprobe konnte in 33 aus 36 Studien aufgrund einer fehlenden Beschreibung der Power-Analyse nicht eingeschätzt werden. Weiteres wurde in 17 aus 36 Studien kein Hinweis darauf gegeben, ob die eingeschlossenen Patienten und Patientinnen bereits neurologische oder psychiatrische Vorerkrankungen aufwiesen. Dies kann die Delirerkennung und somit auch die Gesamtergebnisse maßgeblich beeinflussen (Devlin et al. 2007; Schuurmans et al. 2003).

4.2 Methodische Qualität der eingeschlossenen Studien

Alle 36 eingeschlossenen Volltexte wurden anhand der Bewertungskriterien nach Hawker et al. (2002) auf ihre methodische Qualität hin überprüft. Generell lässt sich zusammenfassen, dass die Qualität der Studien gut ist. Die Volltexte erreichten durchschnittlich 35,5 Punkte (Spanne: 32 bis 39 Punkte). Trotz diverser qualitativer Mängel der eingeschlossenen Volltexte soll durch die Bewertung gezeigt werden, dass diesen Studien ausreichend Glauben geschenkt werden darf, um Schlussfolgerungen aus den gewonnenen Erkenntnisse ziehen zu können.

Tabelle 4.1: Referenzwerte zu den psychometrischen Eigenschaften

Psychometrische Eigenschaften	Referenzwert	Quelle
Sensitivität	gut: Sens. > 0.80 (80%)	Behrens & Langer 2004
Spezifität	gut: Spez. > 0.80 (80%)	Behrens & Langer 2004
Kriteriumsvalidität Pearsons r	gut: r > 0.70	Polit & Beck 2012
Interne Konsistenz Cronbach Alpha	schlecht: α= 0.50 bis 0.60 fragwürdig: α= 0.60 bis 0.70 akzeptabel: α= 0.70 bis 0.80 gut: α= 0.80 bis 0.90 exzellent: α > 0.90	George & Mallery 2002
Interraterreliabilität Cohens Kappa	gut: κ= 0.40 bis 0.75 exzellent: κ > 0.75	Reuschenbach & Mahler 2011

4.3 Screeninginstrumente

Im nun folgenden Abschnitt der Arbeit wird erneut auf die einzelnen Screeninginstrumente eingegangen. Dabei wird der Fokus auf die psychometrischen Eigenschaften gelegt, welche in den Studien angegeben wurden. Die Referenzwerte zur Einschätzung der Qualität der psychometrischen Eigenschaften sind dabei Tabelle 4.1 zu entnehmen. Eine zusammenfassende Übersichtstabelle mit den jeweiligen Vor- und Nachteilen aller Screeninginstrumente findet sich in Tabelle 4.2 am Ende des Kapitels.

4.3.1 Neelon and Champagne Confusion Scale (NEECHAM)

Die NEECHAM Confusion Scale ist laut Adamis et al. (2010) ein sehr gutes Screeninginstrument, welches einfach zu handhaben und bei Pflegepersonal beliebt ist. Dies wurde auch von Gemert & Schuurmans (2007) anhand einer Befragung von Pflegepersonal bestätigt. Die Erhebungsdauer liegt laut 3 von 6 Studien zwischen acht und zehn Minuten (Matarese et al. 2013; Gemert & Schuurmans 2007; Neelon et al. 1996). In der Literatur werden Instrumente empfohlen, welche in ihrer Erhebung weniger als fünf Minuten benötigen (Wong et al. 2011; Devlin et al. 2007; Schuurmans et al. 2003). Allerdings ist hier anzumerken, dass die Einschätzung mithilfe der NEECHAM Confusion Scale im Gegensatz zu kürzeren Instrumenten nur einmal am Tag durchzuführen ist (Grover & Kate 2012; Neelon et al. 1996). Dadurch relativiert sich die Erhebungsdauer wieder hochgerechnet auf 24 Stunden. Negativ in diesem Zusammenhang ist jedoch, dass ein wesentliches Symptom des Delirs, nämlich der fluktuierende Verlauf, nicht optimal erfasst wird (Grover & Kate 2012). Als weitere Schwäche der NEECHAM wird von Schuurmans et al. (2003) angegeben, dass das Instrument die Frage, ob der Patient oder die Patientin an einem Delir oder an einem akuten Verwirrtheitszustand leidet, nicht beantworten kann.

Auf Allgemeinstationen zeigten sich für die NEECHAM Sensitivitätswerte von 0.95-1.0 was laut Behrens & Langer (2004) als sehr gut einzuschätzen ist. Die Spezifitätswerte zwischen 0.75 und 1.0 sind daher als akzeptabel einzuordnen. Ähnliche gute Werte (0.87 bis 0.99) konnte auch auf Intensivstationen erreicht werden. Auch hier liegen die Spezifitätswerte mit 0.83 bis 0.95 in einem guten Bereich.

Korrelationen mit den Diagnostikinstrumenten MMSE und DSM-IV-TR ergaben r-Werte von 0.68 und 0.87, was laut Polit & Beck (2012) als gut einzustufen ist. Lediglich der Vergleich mit der DSM-III-R Diagnostik ergab auch niedrigere Werte von 0.54 bis 0.70. Die interne Konsistenz wurde in zwei Studien mit Cronbach Alpha-Werten von 0.88 bis 0.90 angegeben, was laut George & Mallery (2002) als gut bis exzellent anzusehen ist. Die Interraterreliabilität wird in zwei Studien mit exzellenten Kappa-Werten von 0.95 und 0.96 angegeben. Lediglich in einer weiteren Studie wurde ein guter Kappa-Wert mit 0.60 präsentiert.

4.3.2 Nursing Delirium Screening Scale (Nu-Desc)

Die Nursing Delirium Screening Scale wurde speziell für Pflegekräfte entwickelt und lässt sich in ein bis zwei Minuten sehr schnell umsetzen. Die Erhebung ist in jeder Schicht, also dreimal in 24 Stunden, durchzuführen (Gaudreau et al. 2005). Dadurch lässt sich die Nu-DESC ohne großen Zeitaufwand in die Pflegepraxis integrieren. Zudem kann sie den fluktuierenden Verlauf eines Delirs gut erfassen und über 24 Stunden abbilden (Grover & Kate 2012; Gaudreau et al. 2005).

Die Sensitivität zeigt in den unterschiedlichen Settings (Allgemeinstation, Intensivstation, Aufwachraum) gute Werte von 0.83 bis 0.98. Einzig die Studie von Neufeld et al. (2013) im Aufwachraum zeigt auffällig niedrige Sensitivitätswerte von 0.29 bis 0.32. Die Autoren und Autorinnen geben als Limitation ihrer Arbeit an, dass die Erhebung nicht durch das Pflegepersonal sondern durch die Untersuchenden selbst erfolgte. Die Frage, wann, wie lange und wie oft die Untersuchenden mit den Patienten und Patientinnen in Kontakt standen, wird nicht geklärt. Die Spezifitätswerte liegen unabhängig vom Setting zwischen 0.79 bis 0.96 und sind laut Behrens & Langer (2004) als gut einzuschätzen.

Die Korrelationen mit der CAM und der MDAS zeigen Werte von 0.52 und 0.67, was laut Polit & Beck (2012) nicht als gut einzustufen ist. Einzig der Vergleich mit der DSM-IV-TR Diagnostik liegt mit einem r-Wert von 0.71 knapp über der akzeptierten Grenze. Die interne Konsistenz wurde nur von einer Studie mit einem guten Wert von 0.90 angegeben. Die Interraterreliabilität zeigt in fünf Studien exzellente Werte von 0.79 bis 1.0.

4.3.3 Delirium Observation Scale (DOS)

Die DOS wurde speziell für Pflegepersonen entwickelt und wird während jeder Schicht einmal erhoben und ausgewertet. Die Erhebungsdauer beläuft sich auf etwa fünf Minuten. Diese periodische Einschätzung ist, wie bei anderen Instrumenten bereits erwähnt, als positiv anzusehen, da dadurch der fluktuierende Verlauf dargestellt werden kann (Grover & Kate 2012). Laut Gemert und Schuurmans (2007) stellt die DOS ein einfaches und leicht zu handhabendes Instrument dar. Dies zeigt eine Befragung von Pflegepersonen, welche die DOS im Vergleich zur NEECHAM als deutlich einfacher, praktikabler und für die Praxis wertvoller einstuften (Gemert & Schuurmans 2007). Scheffer et al. (2011) geben an, dass die DOS dafür verwendet werden kann, die Schwere des Delirs zu bestimmen. Aufgrund dessen, dass die Einschätzung jedoch auf der An- oder Abwesenheit von einzelnen Items basiert, ist diese Behauptung mit Vorsicht zu genießen.

Die DOS wurde in den eingeschlossenen Studien ausschließlich auf Allgemeinstationen getestet und erreichte gute Sensitivitätswerte von 0.89 bis 0.94. Dies gilt ebenso für die Spezifitätswerte, welche von 0.76 bis 0.88 reichen. Zudem stellt die DOS das erste Screeninginstrument dar, welches auch hinsichtlich seiner Inhaltsvalidität geprüft wurde. Hier geben Schuurmans, Shortridge-Baggett und Luursma (2003) an, dass die Items der DOS durch sieben Delirexperten und -expertinnen verifiziert wurden. Die Vergleiche mit der CAM und der DRS-R-98 lieferten niedrige r-Werte zwischen 0.63 und 0.67. Korrelationen mit dem MMSE zeigten akzeptable bis gute Werte zwischen 0.66 und 0.79. Die interne Konsistenz sowie die Interraterreliabilität wurde ausschließlich durch Schuurmans, Shortridge-Baggett und Luursma (2003) getestet und erreichte exzellente Werte von jeweils 0.96.

4.3.4 Intensive Care Delirium Screening Checklist (ICDSC)

Die ICDSC wurde für Pflegepersonal im Intensivpflegebereich entwickelt und wird basierend auf einer 24 Stunden Beobachtung einmal am Tag berechnet. Als Zeitaufwand werden von Bergeron et al. (2001) sieben bis zehn Minuten angegeben. Darüber hinaus lassen sich hinsichtlich der Praktikabilität keine Angaben machen. Ein Vorteil der ICDSC ist die Evaluierung von allgemeinem Verhalten (und nicht nur Erregbarkeit), Aufmerksamkeit, Schlaf-Wach-Zyklus und Bewusstseinszustand.

Dies erlaubt auch die Erkennung von hypoaktiven Delirien, welche in der Praxis aufgrund ihrer Unauffälligkeit häufiger übersehen werden (National Institute for Health and Clinical Excellence 2010; Devlin et al. 2007; Meagher et al. 2008).

Die Validierungsstudien wurden ausschließlich im Setting des Intensivpflegebereichs durchgeführt. Die Sensitivitätswerte reichten dabei von 0.43 bis 0.99. Ein Grund für die teils niedrigen Sensitivitätswerte könnte die Sammlung der Information über 24 Stunden sein. Es kann nicht genau gesagt werden, ob und wie diese Informationen dokumentiert und an den nächsten Dienst weitergegeben werden. Dadurch kann es sein, dass es zu Beobachtungs- und Informationslücken kommt, welche die einmalige Einschätzung und somit die Sensitivität beeinflussen können (Gusmao-Flores et al. 2012).

Die ICDSC wurde ursprünglich als Assessmentinstrument entwickelt und sollte die Diagnose Delir erleichtern, jedoch wurde in verschiedenen Validierungsstudien festgestellt, dass die Spezifität variiert (0.64 bis 0.95) und dies vermehrt falsch-positive Ergebnisse ergab. Daher sollte die ICDSC als Screening- und nicht als Assessmentinstrument verwendet werden (Gusmao-Flores et al. 2012; Tomasi et al. 2012; Bergeron et al. 2001). In der Studie von Bergeron et al. (2001) erreichte die ICDSC lediglich einen Spezifitätswert von 0.64. Ein Grund dafür könnte sein, dass Patienten und Patientinnen mit neurologischen und psychiatrischen Vorerkrankungen (z.B.: neurologische Verletzungen, Demenz, Psychosen usw.) nicht aus der Studie ausgeschlossen wurden. Dies kann jedoch dazu führen, dass die Delirerkennung deutlich beeinträchtigt wird (Devlin et al. 2007). Weiteres beinhaltet die ICDSC als Item für ein Delir den beeinträchtigten Schlaf-Wach-Zyklus. Hier ist jedoch anzumerken, dass Störungen desselben auf einer Intensivstation sehr gängig sind und daher nicht zwingend mit einem Delir assoziiert werden müssen (Devlin et al. 2007; McGuire et al. 2000). Hinsichtlich der Validität und Reliabilität wurde die ICDSC kaum getestet, wodurch sich hier keine konkreten Angaben und Vergleiche machen lassen.

4.4 Assessmentinstrumente

Im nun folgenden Abschnitt der Diskussion wird erneut auf die einzelnen Assessmentinstrumente eingegangen. Dabei werden die psychometrischen Eigenschaften fokussiert, welche in den Studien präsentiert wurden. Die Referenzwerte zur Einschätzung der Qualität der psychometrischen Eigenschaften sind dabei in Tabelle 4.1 dargestellt. Eine zusammenfassende Übersichtstabelle mit den jeweiligen Vor- und Nachteilen aller Assessmentinstrumente findet sich in Tabelle 4.2 am Ende des Kapitels.

4.4.1 Confusion Assessment Method (CAM)

Die CAM wurde ursprünglich für Mediziner und Medizinerinnen entwickelt, wird heute jedoch vorrangig von Pflegepersonal angewandt. Die Erhebungsdauer liegt bei etwa fünf Minuten, wobei diese Information nur auf eine Studie von Inouye et al. (1990) zurückzuführen ist. In den meisten aktuelleren Studien wird die Ausfüllzeit lediglich in Form von Worten ausgedrückt. Es lässt sich jedoch festhalten, dass auch hier die Beschreibungen von einem schnell durchzuführenden Instrument sprechen.

Die Sensitivitätswerte auf Allgemeinstationen reichen von 0.13 bis 1.0. Hier zeigt sich, dass die Sensitivitätswerte maßgeblich von der Qualität der Raterschulung abhängen (Adamis et al. 2010; Ryan et al. 2009; Ryan et al. 2007; Inouye et al. 2001). So geben Rolfson et al. (1999) in ihren Limitationen an, dass das Pflegepersonal nicht im Umgang mit der CAM geschult wurde und die Autoren und Autorinnen selbst gehen davon aus, dass dies den extrem niedrigen Wert der Sensitivität von 0.13 ausmacht. Aufgrund dieser Problematik wurde ein separates Handbuch für die Anwendung der CAM entwickelt, welches den Ratern online in englischer Sprache zur Verfügung steht (http://hospitalelderlifeprogram.org). Die CAM wurde darüber hinaus auch im Setting Aufwachraum getestet. Hier erreichte die CAM einen Sensitivitätswert von 0.43 (Radtke et al. 2008). Es sollte jedoch angemerkt werden, dass die Situation im Aufwachraum eher mit der eines Intensivpflegebereichs verglichen werden kann, als mit der Allgemeinstation. Daher wäre es für diesen Bereich eher sinnvoll die adaptierte Version der CAM, die CAM-ICU, einzusetzen.

Die Spezifitätswerte der CAM liegen unabhängig vom Setting zwischen 0.90 und 1.0 und sind als gut bis exzellent einzustufen. Ausschließlich Laurila et al. (2002) gaben niedrigere Werte von 0.63 bis 0.84 an, wobei hier die Sensitivität mit 0.81 bis 0.86 als gut einzuschätzen ist. Für Ryan et al. (2007) ist die CAM das beste Assessmentinstrument aufgrund der Genauigkeit, der Kürze und der Praktikabilität. Dies wird auch von Adamis et al. (2010) so gesehen, welche der Meinung sind, dass die CAM ein exzellentes Assessmentinstrument ist.

4.4.2 Confusion Assessment Method ICU (CAM-ICU)

Die CAM-ICU basiert auf der CAM, wurde jedoch speziell für den Intensivbereich adaptiert. Die Ausfüllzeit liegt bei ein bis fünf Minuten (Tomasi et al. 2011; Ely et al. 2001a; Ely et al. 2001b). Auch in anderen Studien wird auf die gute Praktikabilität der CAM-ICU eingegangen, jedoch nur in Form von Beschreibungen. Ein wesentlicher Nachteil der CAM-ICU besteht darin, dass vor der eigentlichen Erhebung der Sedierungsgrad des Patienten oder der Patientin mithilfe eines eigenen Instrumentes ermittelt werden muss (Ely et al. 2001a). Jedoch geben Ely et al. (2001a) Hinweise darauf, welche Instrumente angewandt werden können, nämlich die RASS oder die GCS.

Die Sensitivitätswerte der CAM-ICU reichen von 0.47 bis 1.0. Auffällig ist hier, dass die guten Sensitivitätswerte der Originalstudie in Ely et al. (2001a; 2001b) in keiner Folgestudie je wieder erreicht werden konnten (Gusmao-Flores et al. 2012). Weiteres fällt auf, dass die beiden niedrigsten Werte (0.47 und 0.64) von derselben Arbeitsgruppe stammen (van Eijk et al. 2011; van Eijk et al. 2009). Die Spezifität reicht von 0.88 bis 1.0 und liegt laut Behrens und Langer (2004) durchgehend in einem guten Bereich. Die Inhaltsvalidität wurde in der Originalarbeit von Ely et al. (2001a) durch eine Literaturrecherche und Delirexperten und -expertinnen verifiziert, wobei keine detaillierten Informationen zur Recherche selbst und den möglichen Delphirunden vorliegen. Die Interraterreliabilität liegt mit Kappa-Werten von 0.60 bis 0.96 im guten bis exzellenten Bereich. Laut Grover und Kate (2012) hat die CAM-ICU gute bis sehr gute Reliabilität und ausreichende bis gute Validität. Van Rompaey et al. (2008) behaupten sogar, dass die CAM-ICU als Goldstandard für die Intensivstation gesehen werden kann, da sie umfassend getestet ist und vor allem in vielen verschiedenen Sprachen zur Verfügung steht. Auch Gusmao-Flores et al. (2012) bezeichnen die CAM-ICU als ein exzellentes Assessmentinstrument, welches keine weitere Bestätigung anhand der DSM-IV-Diagnostik benötigt.

4.4.3 Clinical Assessment of Confusion A (CAC-A)

Die CAC-A wurde für Pflegerpersonen entwickelt und lässt sich laut Vermeersch (1990) in weniger als fünf Minuten erheben. In den beiden anderen Validierungsstudien werden dazu keine Angaben gemacht. Laut Adamis et al. (2010) ist das CAC-A zur Erkennung von Delir ungeeignet, da es vielmehr das Phänomen „Verwirrtheit" misst, als Delir.

Die Sensitivitätswerte sind durchwegs niedrig und liegen zwischen 0.36 und 0.65, was laut Behrens und Langer (2004) nicht akzeptabel ist. Besser steht es um die Spezifitätswerte, welche von 0.79 bis 0.95 reichen und demnach als gut einzustufen sind. Hinsichtlich der Validität wurde die CAC-A anhand einer Literaturrecherche auf Inhaltsvalidität überprüft. Zusätzlich wurde der Inhalt der Items durch Pflegepersonen verifiziert (Vermeersch 1990). Details zur Literaturrecherche sowie die Frage, ob diese Pflegepersonen über die notwendigen fachlichen Kompetenzen verfügten, sind nicht bekannt. In einer Validierungsstudie von Cacchione (2002) im Langzeitpflegebereich wurde die interne Konsistenz mit einem guten Cronbach Alpha-Wert von 0.80 angegeben. Darüber hinaus liegen für die CAC-A auch exzellente Werte für die Interraterreliabilität von 0.88 vor. Bedenklich ist jedoch, dass bei den Punktscores die Punktwerte von 25 bis 27 ausgelassen wurden, nicht beschrieben sind und mit keiner Einschätzung verbunden wurden.

Tabelle 4.2: Vor- und Nachteile aller Instrumente im Überblick

Instrument	Vorteile	Nachteile	Kommentare
NEECHAM Screening	• einfache Handhabung • durchwegs gute psychometrische Eigenschaften	• Dauer etwa 10 Minuten • fluktuierender Verlauf kann aufgrund einmaliger Erhebung in 24 Stunden übersehen werden • keine Informationen zur Inhaltsvalidität	• differenziert nur schwer zwischen Delir, Verwirrtheit und Demenz

Tabelle 4.2: Vor- und Nachteile aller Instrumente im Überblick

Instrument	Vorteile	Nachteile	Kommentare
Nu-DESC Screening	• schnell in 1-2 Minuten durchzuführen • Erhebung dreimal in 24-Stunden • gute psychometrische Eigenschaften	• keine Informationen zur Inhaltsvalidität	• erneute Validierung im Aufwachraum empfohlen
DOS Screening	• schnell in 5 Minuten durchzuführen • von Pflegepersonen als einfach, praktisch und wertvoll eingestuft • gute psychometrische Eigenschaften • eines der wenigen Instrumente mit Inhaltsvalidität • Erhebung dreimal in 24-Stunden	• weniger gute Kriteriumsvalidität • wenige Validierungsstudien insgesamt	• scheint nicht sehr populär und bekannt zu sein
ICDSC Screening	• in mehreren Sprachen erhältlich • erleichterte Erkennung von hypoaktiven Delirien	• Dauer etwa 7-10 Minuten • fehlende psychometrische Eigenschaften vor allem hinsichtlich Validität und Reliabilität • stark variierende Sensitivität und Spezifität	• einziges Screeningtool, welches speziell für den Intensivbereich entwickelt wurde
CAM Assessment	• schnell in 5 Minuten durchzuführen • gute psychometrische Eigenschaften bei ausreichender Schulung • wurde in sehr vielen Studien evaluiert und angewandt • in mehr als 10 Sprachen verfügbar	• misst die Schwere des Delirs nicht	• sehr bekannt und weit verbreitet

Tabelle 4.2: Vor- und Nachtteile aller Instrumente im Überblick

Instrument	Vorteile	Nachteile	Kommentare
CAM-ICU Assessment	• einfach und schnell durchführbar in 1-5 Minuten • gute psychometrische Eigenschaften • in mehr als 10 Sprachen verfügbar	• benötigt zusätzlich die Einschätzung des Sedierungsgrades anhand eines eigenen Instruments	• von mehreren Autorenteams als Goldstandard für die Intensivstation bezeichnet
CAC-A Assessment	• weniger als 5 Minuten in der Erhebung • gute Interraterreliabilität und Spezifität • Inhaltsvalidität wurde dargelegt	• sehr niedrige Sensitivitätswerte • Punktscores sind nicht vollständig (25-27 Punkte fehlen)	• alle vorliegenden Validierungsstudien sind älter als 13 Jahre

4.5 Zusammenfassung

Die in dieser Arbeit präsentierten Studien sind heterogen bezüglich der Zielpopulation, der zum Einsatz kommenden Rater und der speziellen Fachbereiche (unterschiedliche Allgemein- und Intensivstationen: Innere Medizin, Allgemeinchirurgie, Orthopädie usw.). So wird in den einzelnen Studien nicht unterschieden, ob die Patienten oder die Patientinnen bereits mit einem Delir aufgenommen wurden oder dieses erst im Verlauf des stationären Aufenthalts entwickelt haben. Ebenso wird unterschiedlich ausführlich auf den Schulungsumfang der Rater eingegangen. Inouye et al. (2001) beschreiben beispielsweise ein umfassendes Trainingshandbuch, welches genau beschreibt, wie die Schulung ablaufen sollte. Andere Autorenteams erwähnen die Schulungsmaßnahmen nur kurz oder gar nicht. Es zeigte sich, dass je besser die Anwender und Anwenderinnen über das zu verwendende Instrument aufgeklärt, informiert und geschult sind, desto besser sind die Ergebnisse hinsichtlich der Interraterreliabilität (Wong et al. 2011; Devlin et al. 2007; Pun et al. 2005; Inouye et al. 2001). Weiteres ist darauf hinzuweisen, dass die einzelnen Studien in unterschiedlichen Fachbereichen durchgeführt wurden. So werden Innere Medizin, Allgemeinchirurgie oder Orthopädie als Allgemeinstationen bezeichnet.

Auch bei den Intensivstationen lassen sich konkrete Unterschiede nur aus den Stichprobencharakterisika entnehmen. Daher ist ein direkter Vergleich zwischen den Instrumenten schwierig.

Die meisten Instrumente basieren auf Kriterien der DSM-IV-Diagnostik. Werden andere Symptome mit eingeschlossen, die weniger aussagekräftig für ein Delir sind, so zeigt sich dies in einer eher niedrigen Sensitivität (Grover & Kate 2012; Adamis et al. 2010; Radtke et al. 2008; van Rompaey et al. 2008). Generell gilt zu beachten, dass die Delirerkennung leicht durch andere neurologische oder psychiatrische Erkrankungen oder Verletzungen (z.b.: Demenz) beeinträchtigt werden kann (Devlin et al. 2007; Schuurmans et al. 2003). Weiteres konnte festgestellt werden, dass die meisten Instrumente zur Delirerkennung nicht in der Lage sind die Phänomene „Delir" und „Verwirrtheit" zu unterscheiden (Grover & Kate 2012; Adamis et al. 2010; van Rompaey et al. 2008).

Eine weitere Schwierigkeit in der Vergleichbarkeit der einzelnen Studien liegt darin, dass die methodische Vorgehensweise in der Berechnung der psychometrischen Eigenschaften und hier im Besonderen der Interraterreliabilität und der Validität sehr unterschiedlich ist. Zudem wurden alle gezeigten Instrumente in englischer Sprache validiert. Übersetzungen in andere Sprachen sowie Validierung der übersetzten Instrumente liegen nur begrenzt vor (Grover & Kate 2012; Adamis et al. 2010; Devlin et al. 2007).

Allgemein kann über die Validierung der einzelnen Instrumente gesagt werden, dass die meisten Instrumente nur punktuell getestet und überprüft wurden. Dies bezieht sich beispielsweise auf die Praktikabilität. Als zentrale Kennziffer für Praktikabilität wird in den Studien der Zeitaufwand angegeben. Aufgrund der täglichen Arbeitslast in der pflegerischen Praxis sowie des fluktuierenden Verlaufs des Delirs geben verschiedene Autoren und Autorinnen den Hinweis, die Entscheidung für oder gegen ein Instrument maßgeblich von der Erhebungsdauer abhängig zu machen. Diesbezüglich werden von verschiedenen Autoren und Autorinnen Instrumente empfohlen, welche in weniger als fünf Minuten bearbeitet werden können (Wong et al. 2011; Devlin et al. 2007; Schuurmans et al. 2003). Über den Zeitaufwand hinaus wurden lediglich die NEECHAM Confusion Scale und die DOS auch qualitativ hinsichtlich der Handhabbarkeit, Anwendbarkeit und Praktikabilität hin überprüft. Dazu wurden die Anwender und Anwenderinnen, also die Pflegepersonen selbst, im Zusammenhang mit diesen Merkmalen befragt und sollten Feedback zum Instrument geben (Gemert & Schuurmans 2007). In Bezug auf die Überprüfung der Inhaltsvalidität geben nur drei Autoren und Autorinnen (DOS, CAM-ICU und CAC-A) Hinweise. Die Informationen beschränken sich hier jedoch auf die Durchführung einer Literaturrecherche und den Einbezug von „Delir-experten und -expertinnen". Ausführliche Informationen über den Ablauf der Literaturrecherche sowie möglicher „Delphi-Runden" sind nicht anzufinden (Schuurmans, Shortridge-Baggett & Duursma 2003; Ely et al. 2001a; Vermeersch 1990).

Abschließend kann zusammengefasst werden, dass in der Literatur kein objektiver „Goldstandard" in der Delirerkennung beschrieben wird. Es gibt zahlreiche Instrumente, welche unterschiedliche Anwender und Anwenderinnen vorsehen. In den meisten Fällen wird die Diagnose Delir durch psychiatrisches Fachpersonal anhand der DSM-IV-Kriterien gesichert (Schuurmans et al. 2003). Es konnte jedoch gezeigt werden, dass es dennoch Instrumente gibt, welche über die nötigen psychometrischen Eigenschaften verfügen um den Prozess der Delirdiagnostik zu unterstützten (Wong et al. 2011; Devlin et al. 2007).

4.5.1 Empfehlung für Screeninginstrumente

Anhand der vorliegenden psychometrischen Eigenschaften sind als Screeninginstrumente für den Akutpflegebereich und hier im Besonderen die Allgemeinstationen die Nu-DESC oder die DOS zu empfehlen. Grund dafür sind die wesentlich kürzeren Erhebungszeiten von ein bis fünf Minuten im Vergleich zur NEECHAM mit knapp zehn Minuten. Weiteres wird die NEECHAM nur einmal innerhalb von 24 Stunden erhoben, wodurch die Fähigkeit den fluktuierenden Verlauf zu bestimmen, eingeschränkt ist. Dies trifft für die Nu-DESC und DOS nicht zu, da sie in jeder Schicht innerhalb von 24 Stunden erhoben werden. Tendenziell kann die DOS der Nu-DESC vorgezogen werden, da sie über eine verifizierte Inhaltsvalidität verfügt und auch von Pflegepersonen hinsichtlich der Praktikabilität, Verständlichkeit und Handhabbarkeit sehr ausführlich getestet wurde.

Für die Anwendung im Intensivpflegebereich kann keine klare Empfehlung ausgesprochen werden. Die ICDSC ist das einzige Screeninginstrument, welches speziell für den Intensivbereich erstellt wurde. Dennoch überzeugen die psychometrischen Eigenschaften und hier vor allem die starken Schwankungen in der Sensitivität und Spezifität nicht. Weiteres gibt es nur wenige Informationen zur Validität und Reliabilität.

4.5.2 Empfehlung für Assessmentinstrumente

Hinsichtlich der Assessmentinstrumente kann für die Allgemeinstation eine Empfehlung für die CAM abgegeben werden. Sie verfügt über gute psychometrische Eigenschaften, ist sehr praktikabel und wurde bereits in mehrere Sprachen übersetzt. Hier gilt es zu betonen, dass die variierenden Sensitivitätswerte maßgeblich vom Ausmaß der Schulung abhängig sind. Dies sollte für eine Implementierung berücksichtigt werden.

Für den Intensivpflegebereich kann eine Empfehlung für die CAM-ICU ausgesprochen werden. Sie besitzt durchwegs gute psychometrische Eigenschaften, ist schnell durchzuführen, in vielen Sprachen erhältlich und wurde zudem auf Inhaltsvalidität hin überprüft.

Aufgrund der fehlenden Studien im Langzeitpflegebereich kann hier weder ein Screening- noch ein Assessmentinstrument für die pflegerische Praxis empfohlen werden.

4.6 Limitationen der Arbeit

Diese Arbeit wurde mit großer Sorgfalt durchgeführt, dennoch lassen sich einige Limitationen nicht bewusst ausschließen. Die Recherche erfolgte in mehreren facheinschlägigen Datenbanken, Suchmaschinen und mittels Handsuche. Trotz dieser Vielzahl an Quellen kann nicht ausgeschlossen werden, dass weitere relevante Studien nicht eingeschlossen wurden. Das methodische Vorgehen folgte den Prinzipien einer systematischen Literaturübersicht. Jedoch ist anzumerken, dass die Recherche, die Auswahl der einzelnen Studien, die Beurteilung und Bewertung der eingeschlossenen Volltexte sowie die Synthese und Interpretation der Ergebnisse lediglich durch eine Person (dem Autor) erfolgte. Obwohl im Vorhinein konkrete Ein-, Ausschluss-, sowie Bewertungskriterien definiert und in weiterer Folge angewandt wurden, können subjektiv beeinflussende Vorgänge nicht vollständig ausgeschlossen werden, was zu einer Minderung der Objektivität führt. Somit muss resümiert werden, dass diese systematische Literaturübersicht keinerlei Anspruch auf Vollständigkeit erheben kann.

4.7 Implikationen für Theorie, Praxis und Forschung

Es konnte gezeigt werden, dass die professionelle Pflege einen wesentlichen Beitrag in der Erkennung von Delirien beitragen kann. Ein zentraler Grund hierfür besteht darin, dass Pflegepersonal am meisten mit den Patienten und Patientinnen in Kontakt steht und somit am schnellsten Veränderungen des Bewusstseins, das Auftreten von Halluzinationen, Veränderungen des emotionalen Zustandes und Störungen des Schlaf-Wach-Zyklus erkennen kann. Aus diesem Grund ist es für die Theorie als auch für die Praxis von Bedeutung das Thema Delir in das Bewusstsein der Gesundheitsberufe zu rufen. Diese Formulierung wird hier bewusst gewählt um zu verdeutlichen, dass Delirerkennung und -diagnostik ein interdisziplinäres Thema darstellen. Eine gesicherte Delirdiagnose kann nicht ausschließlich durch die Pflege erfolgen, sondern erfordert den Einbezug medizinischer und/oder psychiatrischer Fachkollegen und Fachkolleginnen (van Rompaey et al. 2008; Devlin et al. 2007; Justic 2000). Hierfür wäre es notwendig, das Delir in Form von Fortbildungen und innerbetrieblichen Schulungen zu thematisieren und praxisnah mit medizinischem und pflegerischem Personal zu bearbeiten. Ein Fokus sollte dabei auf die unterschiedlichen Delirformen, ihre speziellen Charakteristika in der Erkennung und in der Abgrenzung von anderen Diagnosen wie Demenz oder Depression gelegt werden (Bickel 2007; Lindesay, Rockwood & MacDonald 2002; Fann 2000).

Bei der Implementierung von bereits vorhandenen Instrumenten sollten verschiedene Aspekte beachtet werden. Devlin et al. (2007) halten als wichtige Implementierungsstrategie fest, dass es von Vorteil ist auf verschiedenen Einheiten einer Institution dasselbe Instrument zu verwenden. Dies soll Klarheit schaffen und Verwirrung vermeiden. Außerdem soll schriftlich festgehalten werden, wie das Instrument zu benutzen ist, wer die Erhebungen durchführt und wie die Ergebnisse in der Dokumentation festgehalten werden sollen. Zudem sollte darauf geachtet werden, dass das jeweilige Instrument einfach in der Praxis eingesetzt werden kann, zum Beispiel durch die Nutzung von „pocket cards", „flow sheets" oder der Integration in die computergestützte Dokumentation (Devlin et al. 2007).

Weiteres sollte auf eine ausführliche und umfangreiche Schulung hinsichtlich des gewählten Instruments geachtet werden. Schulungsprogramme sollten dabei einen generellen Überblick über das Thema Delir (Definition, Symptome, Formen usw.) geben, das Instrument im Detail beschreiben und erklären (Items und deren Erhebung) und auf mögliche Schwächen und Herausforderungen im Umgang mit dem Instrument hinweisen (Devlin et al. 2007; Pun et al. 2005; Inouye et al. 2001).

Nach einer erfolgreichen Implementierung sollte im Sinne der Kontinuität regelmäßig die Anwendung und Erhebung evaluiert werden. Dies führt nachweislich dazu, dass etwaige Probleme in der Umsetzung oder Handhabung des Instruments behoben werden können (Devlin et al. 2007; Pun et al. 2005; Hammond 2001).

Für zukünftige Forschung sollte der Fokus nicht darauf liegen neue Instrumente zu entwickeln, sondern die bereits zahlreich vorhandenen noch ausführlicher zu validieren, in andere Sprachen zu übersetzen und pädagogische Implementierungsstrategien für diese zu entwickeln. Weiteres wäre es von Wichtigkeit das Delir auch im Setting der Langzeitpflege zu thematisieren (Grover & Kate 2012; Adamis et al. 2010; van Rompaey et al. 2008; Devlin et al. 2007; Schuurmans et al. 2003). Diese Arbeit zeigt deutlich, dass die primäre Studienpopulation aus hospitalisierten Patienten und Patientinnen besteht. Lediglich eine Studie (Cacchione 2002) war im Langzeitbereich angesiedelt. Zudem gibt es kaum Studien, welche zeigen, dass regelmäßiges Delirscreening oder -assessment zu einem verbesserten Outcome für den Patienten oder die Patientin führt (Devlin et al. 2007; Schuurmans et al. 2003).

5. Literaturverzeichnis

ADAMIS, D, Sharma, N, Whelan, PJP & Macdonald, AJD 2010, 'Delirium scales: a review of current evidence', Aging & Mental Health, vol. 14, no. 5, pp. 543-555.

BARTHOLOMEYCZIK, S, Linhart, M, Mayer, H & Mayer H 2008, 'Lexikon der Pflegeforschung, Begriffe aus Forschung und Theorie', Elsevier, München.

BEHRENS, J & Langer, G 2004, 'Evidence-based Nursing: Vertrauensbildende Entzauberung der Wissenschaft', Verlag Hans Huber, Bern.

BERGERON, N, Dubois, MJ, Dumont, M, Dial, S & Skrobik, Y 2001, 'Intensive Care Delirium Screening Checklist: Evaluation of a new screening tool', Intensive Care Medicine, vol. 27, no. 5, pp. 859-864.

BEWERMEYER, H, Fink, G & Limmroth, V 2010, 'Neurologische Differentialdiagnostik: Evidenzbasierte Entscheidungsprozesse und diagnostische Pfade', Schattauer, Stuttgart.

BICKEL, H 2007, 'Deutsche Version der Confusion Assessment Method (CAM) zur Diagnose eines Delirs', Psychosomatik und Konsiliarpsychiatrie, vol. 1, no. 3, pp. 224-228.

BROWN, LJ, McGrory, S, McLaren, L, Starr, JM, Deary, IJ & MacLullich, AM 2009, 'Cognitive visual perceptual deficits in patients with delirium', Journal of Neurology, Neurosurgery and Psychiatry, vol. 80, no. 6, pp. 594-599.

CACCHIONE, PZ 2002, 'Four acute confusion assessment instruments: reliability and validity for use in long-term care facilities', Journal of Gerontological Nursing, vol. 28, no. 1, pp. 12-19.

CEREJEIRA, J & Mukaetova-Ladinska, EB 2011, 'A clinical update on delirium: From early recognition to effective management', Nursing Research and Practice, vol. 2011, no. 2, pp. 1-12.

CLINICAL EPIDEMIOLOGY AND HEALTH SERVICE EVALUATION UNIT 2006, 'Clinical practice guidelines for the management of delirium in older people', Department of Human Services, Melbourne.

COLLINS, N, Blanchard, MR, Tookman, A & Sampson, EL 2010, 'Detection of delirium in the acute hospital', Age & Ageing, vol. 39, no. 1, pp. 131-135.

CULP, K, Tripp-Reimer, T, Wadle, K, Wakefield, B, Akins, J, Mobily, P & Kundradt, M 1997, 'Screening for acute confusion in elderly long- term care residents', Journal of Neuroscience Nursing, vol. 29, no. 2, pp. 86-100.

DE LANGE, E, Verhaak, PF & van der Meer, K 2013, 'Prevalence, presentation and prognosis of delirium in older people in the population, at home and in long term care: a review', International Journal of Geriatric Psychiatry, vol. 28, no. 2, pp. 127-134.

DEVLIN, JB, Fong, JJ, Fraser, GL & Riker, RR 2007, 'Delirium assessment in the critically ill', Intensive Care Medicine, vol. 33, no. 6, pp. 929-940.

DILLING, H & Freyberger, HJ 2013, 'Taschenführer zur ICD-10-Klassifikation psychischer Störungen nach dem Pocket Guide von J. E. Cooper', Verlag Hans Huber, Bern.

DUDEN ONLINE 2014, 'Delirium', http://www.duden.de/rechtschreibung/Delirium, (13.11.2014).

DUPPILS, GS & Johansson, I 2011, 'Predictive value and validation of the NEE-CHAM Confusion Scale using DSM-IV criteria for delirium as gold standard', International Journal of Older People Nursing, vol. 6, no. 2, pp. 133-142.

EELES, EMP, Hubbard, RE, White, SV, O'Mahony, MS, Savva, GM & Bayer, AJ 2010, 'Hospital use, institutionalisation and mortality associated with delirium', Age & Ageing, vol. 39, no. 4, pp. 470-755.

EIJK van, MM, van Marum, RJ, Klijn, IA, de Wit, N, Kesecioglu, J & Slooter, AJ 2009, 'Comparison of delirium assessment tools in a mixed intensive care unit', Critical Care Medicine, vol. 37, no. 6, pp. 1881-1885.

EIJK van, MM, van den Boogaard, M, van Marum, RJ, Benner, P, Eikelenboom, P, Honing, ML, van der Hoven, B, Horn, J, Izaks, GJ, Kalf, A, Karakus, A, Klijn, IA, Kuiper, MA, de Leeuw, FE, de Man, T, van der Mast, RC, Osse, RJ, de Rooij, SE, Spronk, PE, van der Voort, PH, van Gool, WA & Slooter, AJ 2011, 'Routine use of the confusion assessment method for the intensive care unit: a multicenter study', American Journal of Respiratory and Critical Care Medicine, vol. 184, no. 3, pp. 340-344.

ELY, EW, Margolin, R, Francis, J, May, L, Truman, B, Dittus, R, Speroff, T, Gautam, S, Bernard, GR & Inouye, SK 2001a, 'Evaluation of delirium in critically ill patients: validation of the confusion assessment method for the intensive care unit (CAM-ICU', Critical Care Medicine, vol. 29, no. 7, pp. 1370-1379.

ELY, EW, Inouye, SK, Bernard, GR, Gordon, S, Francis, J, May, L, Truman, B, Speroff, T, Gautam, S, Margolin, R, Hart, RB & Dittus, R 2001b, 'Delirium in me-chanically ventilated patients: validity and reliability of the confusion assessment method for the intensive care unit (CAM-ICU)', Journal of the American Medical Association, vol. 286, no. 21, pp. 2703-2710.

FANN, JR 2000, 'The epidemiology of delirium: a review of studies and methodo-logical issues', Seminars in Clinical Neuropsychiatry, vol. 5, no. 2, pp. 64-74.

FRIEDLANDER, MM, Yanina, B & Breitbart, WS 2004, 'Delirium in palliative care', Oncology, vol. 18, no. 12, pp. 1541-1550.

GAUDREAU, JD, Gagnon, P, Harel, F, Tremblay, A & Roy, MA 2005, 'Fast, systematic, and continuous delirium assessment in hospitalized patients: the nursing delirium screening scale`, Journal of Pain and Symptom Management, vol. 29, no. 4, pp. 368-375.

GEMERT van, LA & Schuurmans, MJ 2007, 'The Neecham confusion scale and the Delirium Observation Screening Scale: Capacity to discriminate and ease of use in clinical practice`, BMC Nursing, vol. 6, no. 3, pp. 1-6.`

GEORGE, J, Bleasdale, S & Singleton, SJ 1997, 'Causes and prognosis of delirium in elderly patients admitted to a district general hospital`, Age & Ageing, vol. 26, no. 6, pp. 423-427.

GEORGE, D & Mallery, P 2002, 'SPSS for Windows Step by Step, A simple Guide and Reference, 11.0 Update`, Allyn & Bacon, Boston.

GROVER, S & Kate, N 2012, 'Assessment Scales for Delirium: a review`, World Journal of Psychiatry, vol. 2, no. 4, pp. 58-70.

GUNST, S & Sure, U 2006, 'Neurologie. Psychiatrie. Lehrbuch für Pflegeberufe`, Urban & Fischer Verlag, München.

HAFNER, M 2010, 'Delir bei älteren Menschen. Oft das einzige Symptom einer akuten, schweren Erkrankung`, Hausarzt-Praxis, vol. 5, no. 10, pp. 28-30.

GUPTA, N, de Jonghe, J, Schieveld, J, Leonard, M & Meagher, D 2008, 'Delirium phenomenology: What can we learn from the symptoms of delirium`, Journal of Psychosomatic Research, vol. 65, no. 3, pp. 215-222.

GUSMAO-FLORES, D, Salluh, J, Dal-Pizol, F, Ritter, C, Tomasi, CD, Lima, MA, Santana, LR, Lins, RMP, Lemos, PP, Serpa, GV, Oliveira, J, Chalhub, RA, Pitrowsky, MT, Lacerda, ALT, Koenen, KC & Quarantini, LC 2011, 'The validity and reliability of the Portuguese versions of three tools used to diagnose delirium in critically ill patients', Clinics (Sao Paulo), vol. 66, no. 11, pp. 1917-1922.

GUSMAO-FLORES, D, Salluh, J, Challhub, RA & Quarantini, LC 2012, 'The confusion assessment method for the intensive care unit (CAM-ICU) and intensive care delirium screening checklist (ICDSC) for the diagnosis of delirium: a systematic review and meta-analysis of clinical studies', Critical Care, vol. 16, no. 4, pp. R115.

HAMMOND, JJ 2001, 'Protocols and guidelines in critical care: development and implementation', Current Opinion in Critical Care, vol. 7, no. 6, pp. 464-468.

HAWKER, S, Payne, S, Kerr, C, Hardey, M & Powell, J 2002, 'Appraising the evidence: reviewing disparate data systematically', Qualitative Health Research, vol. 12, no. 9, pp. 1284-1299.

HEISS, GL 2013, 'Screening and referral' In 'Community/Public Health Nursing Practice: Health for Families and Populations', Elsevier-Saunders, St. Louis.

HOLDEN, J, Jayathissa, S & Young, G 2008, 'Delirium among elderly general medical patients in a New Zealand hospital', Internal Medicine Journal, vol. 38, no. 8, pp. 629-634.

IMMERS, HE, Schuurmans, MJ & van de Bijl, JJ 2005, 'Recognition of delirium in ICU patients: a diagnostic study of the NEECHAM confusion scale in ICU patients', BMC Nursing, vol. 4, no. 7, pp. 1-6.

INOUYE, SK, van Dyck, CH, Allessi, CA, Balkin, S, Siegal, AP & Horwitz, RI 1990, 'Clarifying confusion: the confusion assessment method. A new method for detection of delirium', Annuals of Internal Medicine, vol. 113, no. 12, pp. 941-948.

INOUYE, SK & Charpentier, PA 1996, 'Precipitating factors for delirium in hospitalized elderly persons. Predictive model and interrelationship with baseline vulnerability', Journal of the American Medical Association, vol. 275, no. 11, pp. 852-857.

INOUYE, SK, Rushing, JT, Foreman, MD, Palmer, RM & Pompei, P 1998, 'Does delirium contribute to poor hospital outcomes? A three-site epidemiological study', Journal of General Internal Medicine, vol. 13, no. 4, pp. 234-242.

INOUYE, SK, Foreman, MD, Mion, LC, Katz, KH & Cooney, LM 2001, 'Nurses' recognition of delirium and its symptoms: comparison of nurse and researcher ratings', Archives of Internal Medicine, vol. 161, no. 20, pp. 2467-2473.

INOUYE, SK 2006, 'Delirium in older persons', New England Journal of Medicine, vol. 354, no. 11, pp. 1157-1165.

ISAACS, B & Caird, FL 1976, 'Brain failure: A contribution to the terminology of mental abnormality in old age', Age & Aging, vol. 5, no. 4, pp. 241-244.

LAURILA, JV, Pitkala, KH, Strandberg, TE & Tilvis, RS 2002, 'Confusion Assessment Method in the diagnostics of delirium among aged hospital patients: would it serve better in screening than as a diagnostic instrument', International Journal of Geriatric Psychiatry, vol. 17, no. 12, pp. 1112-1119.

JUSTIC, M 2000, 'Does „ICU psychosis" really exist', Critical Care Nurse, vol. 20, no. 3, pp. 28-37.

LEMIENGRE, J, Nelis, T, Joosten, E, Braes, T, Foreman, M, Gastmans, C & Milisen, K 2006, 'Detection of delirium by bedside nurses using the confusion assessment method', Journal of the American Geriatric Society, vol. 54, no. 4, pp. 685-689.

LESLIE, DL, Marcantonio, ER, Zhang, Y, Leo-Summers, L & Inouye, SK 2008, 'One-year health care costs associated with delirium in the elderly population', Archives of Internal Medicine, vol. 168, no. 1, pp. 27-32.

LEUNG, JM, Leung, VW, Leung, CM & Pan, PC 2008, 'Clinical utility and validation of two instruments (the confusion assessment method algorithm and the Chinese version of nursing delirium screening scale) to detect delirium in geriatric inpatients', General Hospital Psychiatry, vol. 30, no. 2, pp. 171-176.

LIN, SM, Liu, CY, Wang, CH, Lin, HC, Huang, CD, Huang, PY, Fang, YF, Shieh, MH, Kuo, HP 2004, 'The impact of delirium on the survival of mechanically ventilated patients', Critical Care Medicine, vol. 32, no. 11, pp. 2254-2259.

LINDESAY, J 1999, 'The concept of delirium', Dementia & Geriatric Cognitive Disorders, vol. 10, no. 3, pp. 310-314.

LINDESAY, J, Rockwood, K & MacDonald, A 2002, 'Delirium in old age', Oxford University Press, pp. 51-90.

LIPOWSKI, ZJ 1989, 'Delirium in the elderly patient', New England Journal of Medicine, vol. 320, no. 9, pp. 578-582.

LORENZL, S, Füsgen, I & Noachtar, S 2012, 'Verwirrtheitszustände im Alter: Diagnostik und Therapie', Deutsches Ärzteblatt, vol. 109, no. 21, pp. 391-400.

LUETZ, A, Heymann, A, Radtke, FM, Chenitir, C, Neuhaus, U, Nachtigall, I, von Dossow, V, Marz, S, Eggers, V, Heinz, A, Wernecke, KD & Spies, CD 2010, 'Different assessment tools for intensive care unit delirium: which score to use', Critical Care Medicine, vol. 38, no. 2, pp. 409-418.

MACLEOD, AD 2006, 'Delirium: the clinical concept', Palliative and Supportive Care, vol. 4, no. 3, pp. 305-312.

MATARESE, M, Generoso, S, Ivziku, D, Pedone, C & De Marinis, MG 2013, 'Delirium in older patients: a diagnostic study of NEECHAM confusion scale in surgical intensive care unit', Journal of Clinical Nursing, vol. 22, no. 19-20, pp. 2849-2857.

MCGUIRE, BE, Basten, CJ, Ryan, CJ & Gallagher, J 2000, 'Intensive care unit syndrome: a dangerous misnomer', Archives of Internal Medicine, vol. 160, no. 7, pp. 906-909.

MCNICOLL, L, Pisani, MA, Zhang, Y, Ely, EW, Siegel, MD & Inouye, SK 2003, 'Delirium in the intensive care unit: occurrence and clinical course in older patients', Journal of the American Geriatrics Society, vol. 51, no. 5, pp. 591-598.

MEAGHER, DJ 2009, 'Motor subtypes of delirium: past, present and future', International Review of Psychiatry, vol. 21, no. 1, pp. 59-73.

MEAGHER, DJ, MacLullich, AM & Laurila, JV 2008, 'Defining delirium for the International Classification of Diseases, 11th Revision', Journal of Psychosomatic Research, vol. 65, no. 3, pp. 207-214.

MEAGHER, DJ, Moran, M, Raju, B, Gibbons, D, Donelly, S, Saunders, J & Trzepacz, PT 2007, 'Phenomenology of delirium: Assessment of 100 adult cases using standardized measures', British Journal of Psychiatry, vol. 190, pp. 135-141.

MORENCY, CR, Levkoff, SE & Dick, KL 1994, 'Research considerations: Delirium in hospitalized elders', Journal of Gerontological Nursing, vol. 20, no. 8, pp. 24-30.

NATIONAL INSTITUTE FOR HEALTH AND CLINICAL EXCELLENCE (NICE) 2010, 'Clinical Guideline 103—Delirium', NICE, London.

NEELON, VJ, Champagne, MT, Carlson, JR & Funk, SG 1996, 'The NEECHAM Confusion Scale: construction, validation, and clinical testing', Nursing Research, vol. 45, no. 6, pp. 324-330.

NEUFELD, KJ, Leoutsakos, JS, Sieber, FE, Joshi, D, Wanamaker, BL, Rios-Robles, J & Needham, DM 2013, 'Evaluation of two delirium screening tools for detecting post-operative delirium in the elderly', British Journal of Anaesthesia, vol. 111, no. 4, pp. 612-618.

O'KEEFE, ST 1999, 'Clinical subtypes of delirium in the elderly', Dementia and Geriatric Cognitive Disorders, vol. 10, no. 5, pp. 380-385.

PITT, B, Sinclair, AJ & Woodhouse KW 1995, 'Acute medical illness in old age', Chapman and Hall Medical, London.

PLASCHKE, K, von Haken, R, Scholz, M, Engelhardt, R, Brobeil, A, Martin, E & Weigand, MA 2008, 'Comparison of the confusion assessment method for the intensive care unit (CAM-ICU) with the Intensive Care Delirium Screening Checklist (ICDSC) for delirium in critical care patients gives high agreement rate(s)', Intensive Care Medicine, vol. 34, no. 3, pp. 431-436.

POCKET OXFORD ENGLISH DICTIONARY 2013, 'Delirium', Oxford University Press, Oxford.

POLIT, DF & Beck, CT 2012, 'Nursing Research: Generating and Assessing Evidence for Nursing Practice', 9th edition, Wolters Kluwer Health/Lippincott Williams & Wilkins, Philadelphia.

POMPEI, P, Foreman, M, Cassel, CK, Allessi, C & Cox, D 1995, 'Detecting delirium among hospitalized older patients', Archives of Internal Medicine, vol. 155, no. 3, pp. 301-307.

PUN, BT, Gordon, SM, Peterson, JF, Shintani, AK, Jackson, JC, Foss, J, Harding, SD, Bernard, GR, Dittus, RS & Ely, EW 2005, 'Large-scale implementation of sedation and delirium monitoring in the intensive care unit: a report from two medical centers', Critical Care Medicine, vol. 33, no. 6, pp. 1199-1205.

RADTKE, FM, Franck, M, Schneider, M, Luetz, A, Seeling, M, Heinz, A, Wernecke, KD & Spies, CD 2008, 'Comparison of three scores to screen for delirium in the recovery room', British Journal of Anaesthesia, vol. 101, no. 3, pp. 338-343.

RADTKE, FM, Franck, M, Schust, S, Boehme, L, Pascher, A, Bail, HJ, Seeling, M, Luetz, A, Wernecke, KD, Heinz, A & Spies, CD 2010, 'Comparison of three scores to screen for delirium in the surgical ward', World Journal of Surgery, vol. 34, no. 3, pp. 487-494.

REISCHIES, FM & Diefenbacher, A 2004, 'Delirium in general hospital inpatients: German developments', Advances in Psychosomatic Medicine, vol. 26, pp. 128-136.

REUSCHENBACH, B & Mahler, C 2011, 'Pflegebezogene Assessmentinstrumente: Internationales Handbuch für Pflegeforschung und -praxis', Verlag Hans Huber, Bern.

ROCKWOOD, K, Cosway, S, Stolee, P, Kydd, D, Carver, D, Jarrett, P & O'Brien, B 1994, 'Increasing the recognition of delirium in elderly patients', Journal of the American Geriatrics Society, vol. 42, no. 3, pp. 252-256.

ROLFSON, DB, McElhaney, JE, Jhangri, GS & Rockwood, K 1999, 'Validity of the Confusion Assessment Method in detecting postoperative delirium in the elderly', International Psychogeriatrics, vol. 11, no. 4, pp. 431-438.

ROMPAEY van, B, Schuurmans, MJ, Shortridge-Baggett, LM, Truijen, S, Elsevier, M & Bossaert, L 2008, 'A comparison of the CAM-ICU and the NEECHAM confusion scale in intensive care delirium assessment: an observational study in non-intubated patients', Critical Care, vol. 12, no. 1, pp. 1-7.

RYAN, K, Leonard, M, Guerin, S, Donnelly, S, Conroy, M & Meagher, D 2009, 'Validation of the Confusion Assessment Method in the palliative care setting', Palliative Medicine, vol. 23, no. 1, pp. 40-45.

SASS, H, Wittchen HU, Zaudig, M & Houben, I 2003, 'Diagnostisches und Statistisches Manual Psychischer Störungen Textvision: DSM-IV-TR', Hogrefe, Göttingen.

SCHEFFER, AC, van Munster, BC, Schuurmans, MJ & de Rooij, SE 2011, 'Assessing severity of delirium by the Delirium Observation Screening Scale', International Journal of Geriatric Psychiatry, vol. 26, no. 3, pp. 284-291.

SCHOFIELD, I, Tolson, D & Fleming, V (2012), 'How nurses understand and care for older people with delirium in the acute hospital: a critical discourse analysis', Nursing Inquiry, vol. 19, no. 2, pp. 165-176.

SCHUURMANS, MJ, Shortridge-Baggett, LM & Duursma, SA 2003, 'The Delirium Observation Screening Scale: a screening instrument for delirium', Research and Theory for Nursing Practice, vol. 17, no. 1, pp. 31-50.

SCHUURMANS, MJ, Deschamps, PI, Markham, SW, Shortridge-Baggett, LM & Duursma, SA 2003, 'The measurement of delirium: review of scales', Research and Theory for Nursing Practice: An International Journal, vol. 17, no. 3, pp. 207-224.

SIDDIQI, N, House, AO & Holmes, JD 2006, 'Occurrence and outcome of delirium in medical in-patients: a systematic literature review', Age & Ageing, vol. 35, no. 4, pp.350-364.

TOMASI, CD, Grandi, C, Salluh, J, Soares, M, Giombelli, VR, Cascaes, S, Macedo, RC, Constantino, LS, Biff, D, Ritter, C & Pizzol, FD 2011, 'Comparison of CAM-ICU and ICDSC for the detection of delirium in critically ill patients focusing on relevant clinical outcomes', Journal of Critical Care, vol. 27, no. 2, pp. 217-227.

TRAVERS, C, Byrne, G, Pachana, N, Klein, K & Gray, L (2013), 'Prospective observational study of dementia and delirium in the acute hospital setting', Internal Medicine Journal, vol. 43, no. 3, pp. 262-269.
VERMEERSCH, PE 1990, 'The clinical assessment of confusion-A', Applied Nursing Research, vol. 3, no. 3, pp. 128-133.

WEI, LA, Fearing, MA, Sternberg, EJ & Inouye, SK 2008, 'The Confusion Assessment Method: a systematic review of current usage', Journal of the American Geriatrics Society, vol. 56, no. 5, pp. 823-830.

WEINREBE, W 2009, 'Die ökonomische Bedeutung von Kostentreibern in der internistisch-klinischen Versorgung am Beispiel von Delirzuständen. Masterarbeit Kontaktstudium Gesundheitsmanagement, Heidelberg.

WHITTAMORE, KH, Goldberg, SE, Gladman, JR, Bradshaw, LE, Jones, RG & Harwood, RH 2013, 'The diagnosis, prevalence and outcome of delirium in a cohort of older people with mental health problems on general hospital wards`, International Journal of Geriatric Psychiatry, vol. 29, no. 1, pp. 32-40.

WILLE, L 1900, 'Die Lehre von der Verwirrtheit`, Archiv für Psychiatrie und Nervenkrankheit, vol. 19, pp. 328-351.

WONG, CL, Holroyd-Leduc, J, Simel, DL & Straus, SE 2010, 'Does this patient have delirium? Value of bedside instruments`, Journal of the American Medical Association, vol. 304, no. 7, pp. 779-786.

ZOU, Y, Cole, MG, Primeau, FJ, McCusker, J, Bellavance, F & Laplante, J 1998, 'Detection and diagnosis of delirium in the elderly: psychiatrist diagnosis, confusion assessment method, or consensus diagnosis`, International Psychogeriatrics, vol. 10, no. 3, pp. 303-308.

6. Anhang

6.1 Detaildarstellung der Literaturrecherche

Tabelle 6.1: Detaildarstellung der Suchstrategie in PubMed

PubMed via Medline	
Suchstrategie	(((((delir*[Title/Abstract]) OR confus*[Title/Abstract]) OR agitat*[Title/Abstract])) AND (((((screen*[Title/Abstract]) OR scale[Title/Abstract]) OR instrument*[Title/Abstract]) OR assess*[Title/Abstract]) OR tool*[Title/Abstract])) AND ((nurs*[Title/Abstract]) OR car*[Title/Abstract])
Limits	Abstract available; English; German; Adult: 19+ years
Ergebnis	868 Treffer gesamt

Tabelle 6.2: Detaildarstellung der Suchstrategie in Embase

Embase 1988 to 2014 via OvidSP	
Suchstrategie	(((((delir*[Title]) OR confus*[Title]) OR agitat*[Title])) AND (((((screen*[Title]) OR scale[Title]) OR instrument*[Title]) OR assess*[Title]) OR tool*[Title])) AND ((nurs*[Title]) OR car*[Title])
Limits	Abstract; English; German; Adult: 18 to 64 years; Aged: >65+ years
Ergebnis	93 Treffer gesamt

Tabelle 6.3: Detaildarstellung der Suchstrategie in Medline

Medline 1946 to September Week 2 2014 via OvidSP	
Suchstrategie	(((((delir*[Title]) OR confus*[Title]) OR agitat*[Title])) AND (((((screen*[Title]) OR scale[Title]) OR instrument*[Title]) OR assess*[Title]) OR tool*[Title])) AND ((nurs*[Title]) OR car*[Title])
Limits	Abstracts; English; German; All Adult: 19 plus years
Ergebnis	487 Treffer gesamt

Tabelle 6.4: Detaildarstellung der Suchstrategie in EBM Reviews

All EBM Reviews via OvidSP	
Suchstrategie	(((((delir*[Title]) OR confus*[Title]) OR agitat*[Title])) AND (((((screen*[Title]) OR scale[Title]) OR instrument*[Title]) OR assess*[Title]) OR tool*[Title])) AND ((nurs*[Title]) OR car*[Title])
Limits	-
Ergebnis	4 Treffer gesamt

Tabelle 6.5: Detaildarstellung der Suchstrategie in CINAHL

CINAHL	
Suchstrategie	(TI delir* OR TI confus* OR TI agitat*) AND (TI screen* OR TI scale* OR TI assess* OR TI instrument* OR TI tool*) AND (TI car* OR TI nurs*)
Limits	Search Mode: Boolean/Phrase; Abstracts available; Language: English, German; All adults (19+)
Ergebnis	139 Treffer gesamt

Tabelle 6.6: Detaildarstellung der Suchstrategie in ISI Web of Knowledge

Web of Science, BIOSIS Citation Index, BIOSIS Previews via ISI Web of Knowledge	
Suchstrategie	TITLE: ((delir*) OR TITLE: (confus*) OR TITLE: (agitat*)) AND TITLE: ((screen*) OR TITLE: (instrument*) OR TITLE: (assess*) OR TITLE: (tool*) OR TITLE: (scale*)) AND TITLE: ((nurs*) OR TITLE: (car*))
Limits	Refined by: Databases: (WOS OR BIOSIS OR BCI) AND LANGUAGES: (ENGLISH OR GERMAN) AND DOCUMENT TYPES: (ARTICLE OR REVIEW) AND DOCUMENT TYPES: (ARTICLE OR REVIEW) AND LANGUAGES: (ENGLISH OR GERMAN)
Ergebnis	100 Treffer gesamt

Tabelle 6.7: Detaildarstellung der Suchstrategie in Google Scholar

Google Scholar	
Suchstrategie	((delirium OR confusion OR agitation) AND (screening OR instrument OR scale OR tool OR assessment) AND (nursing OR caring))
Limits	-
Ergebnis	ersten 10 Seiten mit je 10 Treffern wurden durchgesehen: 100 Treffer gesamt

Tabelle 6.8: Detaildarstellung aller Treffer in Datenbanken und Suchmaschinen

Datenbank/ Suchmaschine	gescreente Titel	gescreente Abstracts	gescreente Volltexte	bewertete Volltexte	eingeschlossene Volltexte
PubMed	868	99	43	36	36
Embase	93	34			
Medline	487	53			
EBM Reviews	4	2			
CINAHL	139	17			
Web of Science	100	32			
Google Scholar	100	-			

6.2 Bewertungsbogen zur Beurteilung der Volltexte

Tabelle 6.9: Bewertungsbogen (modifiziert nach Hawker et al. 2002)

Critical Appraisal Sheet

Author(s):

Title:

Date of Publication:

Location of Study:

Study Design:
[ ] Quantitative   [ ] Qualitative   [ ] Mixed Method

Sample Size:

	Good	Fair	Poor	Very Poor	Comment
1. Abstract & Title					
2. Introduction & Aims					
3. Method & Data					
4. Sampling					
5. Data Analysis					
6. Ethics & Bias					
7. Findings & Results					
8. Transferability & Generalizability					
9. Implications & Usefulness					
10. Overall impression					
Total					

Critical Appraisal Sheet Descriptions	
1. Abstract & Title: Did they provide a clear description of the study?	
Good	Structured abstract with full information and clear title.
Fair	Abstract with most of the information.
Poor	Inadequate abstract.
Very Poor	No abstract.
2. Introduction & Aims: Was there a good background and clear statement of the aims of the research?	
Good	Full but concise background to discussion, study containing up-to-date literature review and highlighting gaps in knowledge. Clear statement of aims AND objectives including research questions.
Fair	Some background and literature review. Research questions outlined.
Poor	Some background but no aim/objectives/questions, OR Aims/objectives but inadequate background.
Very Poor	No mention of aims/objectives. No background or literature review.
3. Method & Data: Is the method appropriate and and clearly explained?	
Good	Method is appropriate and described clearly. Clear details of the data collection and recording.
Fair	Method appropriate, description could be better. Data described.
Poor	Questionable wether method is appropriate. Method described inadequately. Little description of data.
Very Poor	No mention of method, AND/OR Method inappropriate, AND/OR No details of data.
4. Sampling: Was the sampling strategy appropriate to adress the aims?	
Good	Details (age/gender/race/context) of who was studied and how they were recruited. Why this group was targeted. The sample size was justified for the study. Response rates shown and explained.
Fair	Sample size justified. Most information given, but some missing.
Poor	Sampling mentioned but few descriptive details.
Very Poor	No details of sample.
5. Data Analysis: Was the description of the data analysis sufficiently rigorous?	
Good	Clear description of how analysis was done. Qualitative studies: Description of how themes derived / respondent validation or triangulation Quantitative studies: Reasons for tests selected hypothesis driven / numbers add up / statistical significance discussed.
Fair	Descriptive discussion of analysis.
Poor	Minimal details about analysis.

Very Poor	No discussion of analysis.

6. Ethics & Bias: Have ethical issues been addressed, and what has necessary ethical approval gained? Has the relationship between researchers and participants been adequately considered?

Good	Ethics: Where necessary issues of confidentiality, sensitivity and consent were addressed. Bias: Researcher was reflexive AND/OR aware of own bias.
Fair	Lip service was paid to above (i.e., these issues were acknowledged).
Poor	Brief mention of issues.
Very Poor	No mention of issues.

7. Results: Is there a clear statement of the findings?

Good	Findings explicit, easy to understand and in logical progression. Tables, if present, are explained in text. Results relate directly to aims. Sufficient data are presented to support findings.
Fair	Findings mentioned, but more explanation could be given. Data presented relate directly to results.
Poor	Findings presented haphazardly, not explained and do not progress logically from results.
Very Poor	Findings not mentioned or do not relate to aims.

8. Transferability & Generalizability: Are the findings of this study transferable (generalizable) to a wider population?

Good	Context and setting of the study is described sufficiently to allow comparison with other contexts and settings, PLUS high score in question 4 (sampling).
Fair	Some context and setting described, but more needed to replicate or compare the study with others, PLUS fair score or higher in question 4 (sampling).
Poor	Minimal description of context/setting.
Very Poor	No description of context/setting.

9. Implications & Usefulness: How important are these findings to policy and practice?

Good	Contributes something new and/or different in terms of understanding/insight or perspective. Suggests ideas for further research. Suggests implications for policy and/or practice.
Fair	Two of the above (state what is missing in comments).
Poor	Only one of the above.
Very Poor	None of the above.

Printed in the United States
By Bookmasters